柳氏抗癌用药式与药性解三十三讲

编著◎柳少逸 蔡锡英

全国百佳图书出版单位
中国中医药出版社
·北京·

图书在版编目（CIP）数据

柳氏抗癌用药式与药性解三十三讲/柳少逸，蔡锡英编著．— 北京：中国中医药出版社，2021.4

ISBN 978-7-5132-6763-2

Ⅰ．①柳…　Ⅱ．①柳…②蔡…　Ⅲ．①癌 – 中医治疗法

Ⅳ．① R273

中国版本图书馆 CIP 数据核字 (2021) 第 034520 号

中国中医药出版社出版

北京经济技术开发区科创十三街 31 号院二区 8 号楼

邮政编码　100176

传真　010-64405721

山东润声印务有限公司印刷

各地新华书店经销

开本 880×1230　1/32　印张 8.25　字数 196 千字

2021 年 4 月第 1 版　2021 年 4 月第 1 次印刷

书号　ISBN 978-7-5132-6763-2

定价　39.00 元

网址　www.cptcm.com

社 长 热 线　010-64405720

购 书 热 线　010-89535836

维 权 打 假　010-64405753

微信服务号　zgzyycbs

微商城网址　https：//kdt.im/LIdUGr

官 方 微 博　http：//e.weibo.com/cptcm

天猫旗舰店网址　https：//zgzyycbs.tmall.com

如有印装质量问题请与本社出版部联系（010-64405510）

序言

　　欣读中医大家柳少逸、蔡锡英先生编著的《柳氏抗癌用药式及药性解三十三讲》，感触、震动很大，好书！简直是一部中医药癌症临床研究和防治的百科全书。书乃为学之范，求知之师。好书如良师，开卷受教，谨此感恩二位著书者。同时，感谢王永前院长，言受柳先生之托，邀为作序。为大家名篇写序，文思不及，不无怯畏。及至浏览过后，新意尽显，受益良多，感触尤深。

　　作者总结柳吉忱先生几十年治疗癌症的丰富经验，家传师承及作者多年的治癌临证体会，强调在对癌症辨证论治中，尤须重视法的应用。作者据理以辨证，依法以遣方，随方以用药，如此环环相扣，贯珠一线。该书分上下两篇。上篇详述了中药抗癌用药式：如扶正固本、理气导滞、活血化瘀、清热解毒、以毒攻毒、温阳化气、泻火坚阴、软坚散结、健脾益气、扶正祛邪、欲降先升、阳中求阴、升阳固中、条达枢机、开窍醒神、化痰软坚、主辅配伍、中医外治、癌热、放化疗后、手术后、脑瘤、胃癌、肺癌、肝癌、肠癌用药式等二十六讲。下篇讲解了常用抗癌中药类编：如清热解毒药、软坚散结药、化痰祛湿药、活血化瘀药、以毒攻毒药、扶正固本药、理气导滞药等七讲。作者秉承传承精华守正创新的精神，引经据典，将理法方药阐释得清晰透彻。方剂来源出处，处方方解，中药性味、归经、功能与应用，以及现代药理学作用研究，历代医药学文献对方药功效主治的认识，讲解深入浅出，面面俱到，读来真实可信。洵为临床医师施治时学习的重要参考。

与柳少逸先生相识是通过恩师张奇文先生推荐引见的，愚倍感荣幸。柳先生和张老师是故交，他们的共同特点是高大魁伟，潇洒脱俗，从容超逸，博学多才，是儒雅智者。当时张老师介绍，柳先生1969年毕业于山东中医学院（我的学长）。柳先生又是20世纪60年代"名师带高徒"中医政策实施后成才的一位中医大夫。其幼承庭训，长有师承，加之奋志芸窗，尽得其父其师医学真传，从而形成柳氏学术思想体系——天人相应的系统整体观、形神统一的生命观、太极思维的辩证观。柳先生熟谙医易之理，妙识生克制化之道，坚守中医学理念，同时尽力采用和吸收现代科学的理论和技术，丰富和完善中医的理论体系，终成医学鸿家。

根之茂者其实遂，膏之沃者其光晔。柳先生中华文化底蕴极其深厚，他还是中国象数医学创始人。学识宏阔，医艺俱精，所以引领学术，翘楚杏林，集诊疗、讲学、课徒于一身。任重业繁，而能勤于笔耕，著作等身。柳先生才高艺精，岐黄为主业，翰墨是情趣，篆刻乃消遣，相辅相成，相得益彰。

柳先生乃博学硕儒，学贯中西，广识博闻，造诣深厚，学验俱丰，且为书法篆刻钜手，术艺精湛，鲜为人及。名医蔡锡英教授是柳先生的柳氏传薪挚友，比翼连理的贤伉俪，都以培育中医英才为己任，是当之无愧的名医大家和师教楷模。

记得己亥十月在纪念柳吉忱公诞辰110周年大会上，我曾寄呈一贺辞："名家妙手堪复健，巨擘巧思救脑瘫。药师佛祖吉祥布，世间黎元忧辞言。缅怀先哲百十诞，祝贺少逸三代贤。大医精诚杏林率，吾侪仰照继薪传。"

少逸国医圣手，锡英临证奇靡；医艺筋丰力遒，比翼携手连理；承前启后继绝，薪火传递弘毅。

篇末，愚以《筋丰力遒》小诗敬呈柳蔡主编：

柳骨颜筋灵麟蔡，

少昊岁丰加九锡；

逸群超力擢萃英，

圣手劲遒创新奇。

感想所及，信笔抒怀，权以为序。

国家自然科学基金委员会

生命科学部中医学与中药学学科原主任　王昌恩

中华中医药学会理事

2021年春日于北京

自序

在大千世界里，人类为了生存，无时无刻不在与疾病做斗争。而癌症又是人类健康的大敌，故防治癌症已成为全世界医学领域中的重要课题和任务。

家父柳吉忱公在几十年治疗癌症的工作中，积累了丰富的经验，强调在对癌症的辨证论治中，要重视法的应用。即据理以辨证，依法以遣方，随方以用药，环环相扣，贯珠一线，即"临机之通变，毋执一之成模"之谓也，并立中药抗癌用药式。我们在临床中循以应用，疗效亦佳，并拓展之，扩充之，曾宗清代名医徐大椿"用药如用兵论"，而有《人癌之战与三十六计》结集，于1993年由济南出版社出版发行。其后删繁就简，而有《柳氏抗癌用药式及常用中药类编》结集，实乃由临床带教之讲记而成也。

根据古今文献，家传师承及己研，上篇有"抗癌用药式二十六讲"，以供医师辨证施治之用；下篇有"常用抗癌中药药性七讲"，内容有传统的中药性味、归经、功能与应用，并引用了历代医学文献对中药功效主治的认识，以供临床医师施治时参考。

2018年，在中医界同行的关注下，尤其在中国中医药出版社肖培新主任的力促下，"柳少逸中医传承工作室"建立了。为了传、帮、带，于是翻出尘封了二十余年的手稿，重新校之，而成目前这个样子。本集非治疗癌症之医学全书，仅举临证用药之法式，以及癌热、术后、放疗、化疗后之用药式，同时举凡脑瘤、肺癌、肝癌、胃癌、肠癌临证立法之规矩，以提供抗癌用药之思路。

以此来指导对癌症的防治，尚属一种尝试，故挂漏难免，质诸医学明达，教正为幸。

柳少逸　蔡锡英

2021年1月21日

目录

上篇　抗癌用药式

　　癌症是一种常见病、多发病，严重地威胁着人类的生命健康，已引起全社会的关注。20世纪60年代家父吉忱公即关注肿瘤的研究，并有《中药治疗食道癌胃癌的观察》及《黄药子酒治疗食道癌的临床研究》等论文。莱阳中心医院1973年扩建的中医科病房，在38张床位中设立了18张肿瘤床位。在家父的指导下，余亦得以对肿瘤进行一定的研究。癌症病因复杂，机体反应差异很大。其发病规律，除共性外，也有其特殊性，且易复发和转移。初期邪正俱实，可任攻逐；实邪之伤，攻不可缓。中期邪实正虚，攻补兼施，扶正达邪。后期正气衰败，病邪渐缓，亟宜固守元气，匡扶正气。我们在家父治疗肿瘤经验的基础上，将研究中医药防治肿瘤的经验与思维进行总结积累，从宏观的角度把握防治肿瘤之大法。现就癌症用药式表述之。

第一讲　扶正固本用药式

　　中医认为，肿瘤的形成多是先有亏虚，然后因枢机不利，或气化失司，或痰瘀互结，客邪留滞，引起一系列病变。在正常的情况下，人的正气可维持机体的正常生理活动，并有抵御外邪的能力。若正气亏虚，防御机能丧失，致癌因素才起作用导致肿瘤形成，并使之浸润、扩散和转移。此即"邪之所凑，其气必虚""正气存内，邪不可干"之意也。因此，当患有肿瘤之后，耗气伤血，日久因病导致亏虚，更使正气不足。而肿瘤在体内能否控制、恶化、扩散或转移，也取决于邪气与正气斗争结果。故补虚扶正，能预防肿瘤的发生和发展，所以扶持正气，固本培元，是治疗肿瘤的根本方法之一。

这是不选用清热解毒、活血化瘀、化痰祛湿、以毒攻毒、软坚散结等祛"邪"诸法，而是运用补益药，调节人体阴阳、气血、脏腑、经络功能，增强机体自身的抗癌能力的方法。运用扶正培本法而达到下列作用：①提高肿瘤的治疗效果，延长生存期；②减轻放疗、化疗的毒副作用；③提高和调整机体的免疫功能；④改善骨髓造血机能；⑤提高内分泌功能，增强体液调节作用；⑥提高、改善机体的新陈代谢；⑦调节细胞内环核苷酸的含量，使肿瘤细胞向正常细胞转化。

这种借扶正培本法，运用补益药治癌的方法，我们称为"扶正固本用药式"。包括益气养血、养阴生津、温肾助阳、滋阴补肾法。

1.益气养血法

益气养血法适用于气血亏虚之肿瘤患者。运用此法，以助于营养全身和提高人体生理功能，尤其中晚期癌症或手术、放疗、化疗后，正气虚弱，气血不足，更须益气养血。常用方有八珍汤、补中益气汤、当归补血汤、归脾汤等。常用药物有党参、太子参、人参、黄芪、炙甘草、熟地黄、当归、白芍、黄精、首乌、黑芝麻、赤灵芝等。根据"气血同源"和"阳生阴长"的理论，临床上常行益气养血、气血并补之法。若因虚致瘀者，可加益母草、三七等。体外试验证明，人参、黄芪、白术、炙甘草、茯苓、白扁豆、山药、苡米、白芍具有抗癌、抑癌和增强机体免疫力的作用。

2.养阴生津法

中晚期癌症患者，由于病变过度消耗，营养摄入不足，放疗灼伤、化疗损害，津液亏损尤为突出，以致癌性病理变化更趋恶化，除全身症象外，阴虚内热证日趋明显，而养阴生津法尤为重要。常用方有增液汤、地黄饮子、一贯煎、大补阴丸、六味地黄汤、左归饮、当归补血汤等。常用药物有北沙参、西洋参、太子参、玄参、天冬、麦冬、百合、石斛、玉竹、生地黄、天花粉、龟甲、鳖甲、枸杞子、女贞子等。然养阴药多滋腻防胃，故需辅以陈皮、佛手、木香、砂仁、厚朴等健脾理气药。现代研究显示，麦冬、玉竹、天冬、百合、天花粉等药有抗癌、抑癌作用，且麦冬、玉竹可提高机体的免疫功能。

3.温肾助阳法

肾阳为诸阳之本，肾阳虚主要有肾虚、阳气不足及水液气化失司等病理变化。而中晚期癌症的正气虚衰尤为突出。常用温肾助阳方剂有金匮肾气丸、右归丸、阳和汤等。常用药物有附子、肉桂、仙茅、巴戟天、山萸肉、淫羊藿、补骨脂、杜仲、锁阳、胡芦巴、菟丝子、五味子、狗脊等。因阴阳互根，中晚期癌症在出现阳虚的同时也呈阴不足的病态，故在温肾助阳的同时，佐以补阴之品，以阳根于阴，使阳有所附，并用养阴药滋润以制阳药之温燥，此即"阴中求阳"之法。通过温肾助阳法，肾元得扶，而间接抑制癌症的病理变化。据报道，淫羊藿、补骨脂、杜仲、山萸肉有抗癌作用；菟丝子、淫羊藿可增强机体免疫力。

4.滋阴补肾法

肾属水，肾阴足则水足肝柔；因金生水，肺属金，故有金水相滋之功；肾阴足，则心火无妄动之弊。由此可知，肾阴为诸阴之本，尤其与心、肝、肺关系甚密。癌症患者心、肺、肝阴虚逾久不复，则及肾阴；而肾阴亏损则诸脏失于滋养，则病情更趋恶化。故滋阴补肾法不仅能消除阴虚症候，还能使中晚期癌症患者出现的肺肾阴虚、心肾阴虚、肝肾阴虚证得以改善。常用方有养阴清肺汤、麦冬汤、六味地黄汤、三甲复脉汤等。常用药物有生地黄、熟地黄、沙苑子、天冬、制首乌、菟丝子、龟甲、鳖甲、女贞子、旱莲草、五味子、知母、石斛、核桃等。肝、脾核酸合成升高时，可使之降低；肝脏核酸合成降低时，可使升高。据报道，补肾固本药物有提高机体免疫功能和抗癌、抑癌作用，有利于癌症患者脏腑功能、体液代谢的复常，提高机体的抗病能力，促进癌症病理变化的稳定或好转。

近年来，实验证明许多补益药存在着多种游离状态或结合状态的单糖。糖是机体最重要的供应物质。特别是多聚葡萄糖具有显著的抗癌活性，这为补益药治疗癌症提供了依据。实验室研究提示了补益药能提高机体的免疫功能、增强垂体—肾上腺皮质的功能，增强骨髓的造血功能，有助于肿瘤机体紊乱的生理功能复常，以保持机体生存的物质基础，扶助正气，纠正和修复病理变化。

另外，手术、放疗、化疗后的康复，也当属应用此式。

附方

（1）八珍汤：方出自《正体类要》，药由人参、白术、白茯苓、当归、川芎、白芍药、熟地黄、甘草、生姜、大枣组成。以其补气养血之功，而用于心肺亏损、脾胃不足、气血两虚之证。多见于形体消瘦，肌肤萎黄，面色苍白，头目眩晕，四肢倦怠，精神困倦，心悸怔忡；或身热虚烦口干，疮疡难溃，溃而难敛之候。本方集四君子汤、四物汤二方之效，既能健脾养胃以益气，又能养肝行滞以补血，故适用于一切因气血不足所致之证。清·张秉成《成方便读》记云："夫人之所以赖以生者，血与气耳，而医家之所以补偏救弊者，亦惟血与气耳。故一切补气诸方，皆从四君化出；一切补血之方，又当从此四物而化也。"其组方之要，《医方考》记云："是方也，人参、白术、茯苓、甘草，甘温之品也，所以补气；当归、川芎、芍药、地黄，质润之品也，所以补血。气旺则百骸资之以生，血旺则百骸资之以养，形体既充，则百邪不入，故人乐有药饵焉。"盖八味皆为补气养血之珍品，故名"八珍汤"。

（2）补中益气汤：方出自《脾胃论》，药由黄芪、人参、白术、当归、陈皮、柴胡、升麻、炙甘草组成。以其调补脾胃，升阳益气之功，而适用于脾胃气虚证者，证见饮食减少，体倦肢软，少气懒言，面色㿠白，大便稀溏，脉大而虚软之候；或气虚发热之证候，证见身热，自汗，渴喜热饮，气短乏力，舌淡，脉虚大之候；或气虚下陷之证，证见脱肛、子宫脱垂、久泻、久痢、崩漏、舌淡、脉虚之候。该方是金元四大家之一的李东垣所立，是其学术思想的代表方剂，也是今天临床常用方之一。李氏认为，"饮食不节则胃病，胃病则气短精神少而生大热"，"内伤脾胃，乃伤其气"，"伤其内为不足，不足者补之"。其组方之要，诚如《古今名医方论》所云："凡脾胃一虚，肺气先绝，故用黄芪护皮毛而闭腠理，不令自汗；元气不足，懒言气喘，人参以补之；炙甘草之甘以泻心火而除烦，补脾胃而生气。此三味，除烦热之圣药也。佐白术以健脾；当归以和血；气乱于胸，清浊相干，用陈皮以理之，且以散诸甘药之滞；胃中清气下沉，用升麻、柴胡气之轻而味之薄者，引胃气以上腾，复其本位，便能升浮，以行生长之令矣。补中之剂，得发表之品而中自安；益气之剂，赖清气之品而气益倍，此用药有相须之妙也。是方也，用以补脾，使地道卑而上行；亦可以补心肺，损其肺者益其气，损其心者调其营卫也；亦可以补肝木，郁则达之也。惟不宜于肾，阴虚于下者不宜升，阳虚于下者更不宜升也。"盖因本方调补中焦脾胃，益不足之气，故名"补中益气汤"。

（3）当归补血汤：方出自《内外伤辨惑论》，药由当归、黄芪二药组成，是补气生血的代表方剂，是"血脱者，益其气"的治疗方法。盖因劳倦内伤，气耗血虚，而证见面色萎黄，神倦乏力，或有低热、烦渴欲饮、脉虚无力之候。其用，诚如《医方考》所云："血实则身凉，血虚则身热。或以饥困劳役，虚其阴血，则阳独治，故令肌热、目赤、面红、烦渴引饮。""当归味厚，为阴中之阴，故能养血；而黄芪则味甘补气者也，今黄芪多于当归数倍，而曰补血汤者，有形之血不能自生，生于无形之气故也。《内经》曰：'阳生阴长'，是之谓尔！"诚如《医贯砭·阴阳论》云："无阳则阴无以生，无阴则阳无以化。"

（4）归脾汤：方出自《济生方》，方由白术、茯神、黄芪、龙眼肉、酸枣仁、人参、木香、远志、当归、炙甘草、生姜、大枣组成。本方为严用和根据《内经》"二阳之病发心脾"的理论而创立。盖因心藏神，脾主思而统血，思虑过度，劳伤心脾，则脾失健运，心血不足，而见心悸怔忡，健忘失眠，体倦食少，面色萎黄；或便血，肌衄，妇人崩漏，月经超前，舌淡，脉细弱之候。故本方具益气补血，健脾养血之功。对此方之解，《医方集解》云："此手少阴、足太阴药也。血不归脾则妄行，参、术、黄芪、甘草之甘温，所以补脾；茯神、远志、枣仁、龙眼之甘温酸苦，所以补心，心者，脾之母也。当归滋阴而养血，木香行气而舒脾，既行血中之滞，又以助参、芪而补气。气壮则能摄血，血自归经，而诸证悉除矣。"盖因有大批补益心脾之品以成厥功，继之以当归，引诸血各归其所当归之经，故名"归脾汤"。

（5）增液汤：方出自《温病条辨》，药由玄参、麦冬、生地黄组成。原为阳明温病，津液不足，大便秘结病症而设方。今用本方以其生津润燥，润肠通便之功而为治，方中重用玄参苦咸寒，养阴生津，启肾水壮水制火，以滋肠燥，是为主药；麦冬甘寒，增液润燥，辅之，二药能补、能润、能通；再配生地黄甘苦微寒，补血滋液，而有"增水行舟"，润下通便之用。诸药合用，养阴增液，俾肠燥得润，大便自下。吴鞠通谓三者合用，作增水行舟之计，故汤名增液汤。故尔，该方以其滋阴养血，润肠通便之功，主治阴虚血燥之噎膈便秘。并可用于食道癌、胃癌及溃疡病所造成的不完全性梗阻而便秘、呕吐等症。

（6）地黄饮子：方出自《宣明论》，药由熟地黄、肉苁蓉、巴戟天、山萸肉、石斛、麦冬、茯苓、炮附子、肉桂、石菖蒲、远志、薄荷、生姜、大枣组成。以其滋肾阴，温肾阳，开窍化痰之功，而适用于中风喑痱证。"喑"，指舌强不能言；"痱"，指足废不能用。其证是肾元虚衰，虚阳上浮，痰浊随之上泛，堵塞窍道所致。方中熟地黄、山萸肉，补益肾阴，壮水以济火；巴戟天、肉苁蓉、附子、肉桂，温养肾阳，更能引火归原。真阴下虚，虚火上越，故有石斛、麦冬滋水清火，并制附子、肉桂之刚燥；真阳失守，火动生痰，痰浊随浮阳上泛，壅塞窍道，故有菖蒲、远志开窍化痰，并合茯苓以泻之；佐五味子安和五脏，并收敛浮阳以固脱；生姜、大枣调和营卫，薄荷搜除余邪。方中主以地黄，用清水微煎为饮服，取其轻清之气，易为升降，通达经络，流走四肢百骸，以交阴阳，故名"地黄饮子"。

（7）一贯煎：方由生地黄、枸杞子、北沙参、麦冬、当归、川楝子组成。功于养肝益胃，疏肝理气。原载于《续名医类案》，为清代魏之琇（别名柳洲）所创。后为王孟英所崇，遂辑入《柳洲医话》。魏之琇云："余自创一方，名一贯煎"，"可统治胁痛、吞酸、疝瘕、一切肝病"。故本方有养肝血、滋肝阴、疏肝气、补肝体、和肝用之功，统治"一切肝病"。合"吾道一以贯之"之说，故名"一贯煎"。本方用一味疏肝药川楝子，以调肝气之横逆，配入大队养阴之中，寓疏于补，肝肾同治，是滋阴养肝，疏肝解郁之常用方。方中重用生地黄、枸杞子滋养肝阴为主药；辅以沙参、麦冬和胃养阴，当归养肝和血而具通达之用；少使以川楝子疏肝利气。诸药合用，肝阴得养，肝气疏达，故适用于阴虚血燥，肝气横逆，而见胁痛，咽痛，胃痛，舌红少津，脉象虚弦之候者。

（8）大补阴丸：原名"大补丸"。方出自《丹溪心法》，药由黄柏、知母、熟地黄、炙龟甲四药组成。功于滋阴降火，适用于肝肾阴虚，虚火上炎，证见骨蒸潮热，盗汗遗精，咳嗽咯血，吐血，心烦易怒，眩晕耳鸣，足膝疼热，舌红少苔，尺脉数而有力之候。朱丹溪曰："阴常不足，阳常有余，善卫生者，宜常养其阴，俾阴与阳齐，则水能制火，体强无病"，"是方能骤补真阴，承制相火，较之六味，功效尤捷"。为大补肾阴之良方，故名曰"大补阴丸"。

（9）六味地黄丸：方出自《小儿药证直诀》，药由熟地黄、山萸肉、山药、泽泻、牡丹皮、白茯苓六味组成，本方从"金匮肾气丸"化裁而来。钱乙制此方时，谓小儿阳气甚盛，故去桂、附不用，原为小儿"五迟"证而设方。后世医家遂推广为滋补肾阴之祖方。方中以滋肾阴为主，辅以清虚热之药成方，此即王冰"壮水之主以制阳光"之谓也。方中重用熟地黄滋补肾阴，为主药。辅以山萸肉养肝肾，并能涩精；山药补脾阴，亦能固精。三药相伍，称为"三补"。泽泻利湿泄浊，亦防熟地黄之滞腻；丹皮清泄相火，并制山萸肉之温涩；茯苓淡渗脾湿，并助山药之健运。三药相伍，称为"三泻"。全方用药相辅相成，而用于肾阴虚证。证见腰膝酸软，头目眩晕，耳聋耳鸣，盗汗，遗精，消渴，骨蒸劳热，手足心热，舌燥咽痛，牙齿动摇，小便淋沥，及囟门不合诸候。方中重用熟地黄以补肾，六种药物中，酸苦甘辛咸淡六味俱备，故名"六味地黄丸"。正如王旭高所云："酸苦甘辛咸淡比，六味之名以此。曰'地黄'者，重补肾也。"

（10）左归饮：方出自《景岳全书》，药由熟地黄、山萸肉、山药、枸杞子、茯苓、炙甘草组成。方中主以熟地黄滋肾益精，以填真阴。辅以山萸肉养肝滋肾，涩精敛汗；山药补脾益阴，滋肾固精。佐以枸杞子补肾益精，养肝明目；茯苓淡渗脾湿，助山药之健运。使以炙甘草益心脾，和药性。以其补肝肾，养精血之功，而适用于久病、大病后，真阴不足证者；或肝肾精血虚损，证见形体消瘦、腰膝酸软，头目眩晕，遗精盗汗者。

左归饮去茯苓、炙甘草，加川牛膝、菟丝子、鹿胶、龟胶、蜜丸，名"左归丸"。方有膏丹丸散煎饮汤渍之名，各有取义。丸取其缓，饮取其中和也。

（11）肾气丸：方出自《金匮要略》，故又名"金匮肾气丸"。药由熟地黄、山萸肉、山药、泽泻、丹皮、茯苓、附子、肉桂组成，以其补肾助阳之功，而用于肾阳不足之证。临证多见腰痛脚软，下半身常有冷感，少腹拘急，小便不利，或小便反多，入夜尤甚，阳痿早泄，舌淡而胖，脉虚弱，尺部沉迟之候。盖因腰为肾之外府，肾为先天之本，中寓命门之火，故命门火衰，不能温养下焦，而见诸候。故柯韵伯尚云："命门有火则肾有生气矣。故不曰温肾，而名肾气，斯治肾以气为主，肾得气而土自生也，且形之不足者，温之以气。"此即唐·王冰"益火之源，以消阴翳"之意也。方中寓有六味地黄丸，乃景岳"善补阳者，必于阴中求阳，则阳得阴助，而生化无穷"之谓，故本方以附子、肉桂为主药，又名"桂附八味丸"。这是补肾之祖剂，后世六味地黄丸等方剂，均由此方衍化而来。

（12）右归丸：方出自《景岳全书》，由熟地黄、炒山药、山萸肉、枸杞子、菟丝子、杜仲、鹿角胶、当归、熟附子、肉桂蜜丸而成。具温补肾阳，填充精血之功，而适用于肾阳不足，命门火衰之证。临证多见年老或久病气衰神疲，畏寒肢冷，腰膝酸软，阳痿遗精，或饮食减少，大便不实，或小便自遗，舌淡苔白，脉沉而迟之候。本方是由肾气丸衍化而来。方中附子、肉桂、鹿角胶培补肾中元阳，温里祛寒，为主药。此"益火之源，以消阴翳"之谓也。熟地黄、山萸肉、山药、枸杞子滋阴益肾，养肝补脾，填精补肾，为辅药。乃"阴中求阳"之意也。佐以菟丝子、杜仲补肝肾，健腰膝；当归养血和血，与补肾之品相伍，又成补养精血之功。诸药合用，肝脾肾阴阳俱补，妙在阴中求阳，使元阳得以归原，故名"右归丸"。《难经》有云："肾两者，非皆肾也。其左者为肾，右者为命门。"故"左"指肾之元阴（真水），"右"指肾之元阳（命火）；"归"有属于、趋向之意，故"左归""右归"或"饮"或"丸"均从"肾气丸"衍化而来。如左归饮（或丸）壮水之主，以补左肾真水，故曰"左归"；右归饮（或丸）益火之源，以补右肾命火，故曰"右归"。

（13）阳和汤：阳和汤方出自清·王洪绪《外科全生集》，为一切阴疽、附骨疽、流注、鹤膝风等阴寒之证而设，具温补和阳、散寒通滞、化痰开结、强筋健骨、补血通络之效。

王氏深究博览，采精撷华，独探奥蕴，别出机杼，以阴阳辨痈疽，以赤白明阴阳，独树一帜。阴疽初起之形，阔大平塌，不肿不痛，为毒痰凝结之证；根盘散漫，色不鲜明，乃气血两虚之候。"治之之法，非麻黄不能开其腠理；非肉桂、炮姜不能解其寒凝。此三味虽酷暑，不可缺一也。腠理一开，寒凝一解，气血乃行，毒亦随之消矣。"故首创阳和丸：肉桂一钱，麻黄五分，姜炭五分。共末，黄米饭捣为丸，服之。"阳和一转，则阴分凝结之毒，自能化解。"

而阴疽日久，或已溃，或血虚不能化毒者，单纯的开腠，则很难取效，故于阳和丸中加熟地黄一两，鹿角胶三钱，大补肾精阴血，增白芥子二钱，以祛皮里膜外之痰滞，甘草一钱，调和诸药以解毒，组成著名方剂——阳和汤。

今用阳和汤化裁，治疗肺结核、腹膜淋巴结结核、颈淋巴结结核、血栓闭塞性脉管炎、慢性化脓性骨髓炎、骨脓疡、慢性副鼻窦炎、中耳炎、乳腺小叶增生症、风湿性及类风湿关节炎、腰椎间盘脱出、脊柱肥大增生症、妇科炎性包块、原发性痛经、继发性痛经、慢性支气管炎，以及某些皮肤病、某些神经系统疾病，有形痰瘀之肿瘤者，凡具血虚、寒凝、痰滞之阴寒见证，均可用之。亦为治疗恶性肿瘤常用之方。

第二讲　理气导滞用药式

《素问·举痛论》云："百病生于气也。"气生百病，变化万千，概括起来是"气不和"与"气不通"。气不足或气有余是气不和的表现；气滞、气逆是气不通的征象。《灵枢·百病始生》云："气上逆则六输不通，温气不行，凝血蕴里而不散，津液涩渗，著而不去，而积皆成矣。"《儒门事亲·五积六聚治同郁断》云："忧思郁怒，气机不和，日久聚而成积。"说明了枢机不利，气不通是形成肿瘤基本的病理变化。

从临床角度看，肿瘤表现出来的各种"证"，常可见"气滞""气郁"之象。如胃癌、食道癌病人多见胸脘胀闷、嗳气、疼痛等症；肠癌病人多见下腹部胀痛、大便里急后重等症；乳腺癌病人常出现肝区郁结、乳房胀痛等症；肝癌病人常见胁肋胀痛等，所以说气滞是癌症的基本"病因"和"病机"之一。

气滞为肿瘤的最基本的病理变化，是气机紊乱的临床表现。因此，理气药的应用，是治疗癌症的大法之一。从表面上看理气药是在治疗肿瘤的"标症"，实际上是抓住气机紊乱致癌这一基本的病因病机，通过理气药物既能治癌，又能改善由癌细胞影响机体造成的多种紊乱状态。如乌药对小白鼠肉瘤180抑制率为44.8%；莪术前人谓之为"理气中之血"，现代研究证明对癌细胞核酸有一定影响，并能提高机体的免疫功能；在肝癌的治疗中，理气药的应用范围更广泛。故此，在肿瘤的治疗中，应把握住气机协调程度，准确地使用理气药治疗肿瘤，名曰"理气导滞用药式"。

临床上常用的理气剂有越鞠丸、柴胡疏肝散、逍遥散、半夏厚朴汤、乌药汤、枳实消痞丸等；理气药有橘皮、青皮、橘叶、香橼、佛手、枳壳、香附、川楝子、大腹皮、玫瑰花、延胡索、广木香、绿萼梅、九香虫等。

　　临床中又往往根据病情，予以适当的配伍，如气滞并血瘀者，伍以丹参、赤芍、桃仁、红花、三棱、莪术等活血化瘀药；气滞而兼痰凝者，伍以半夏、南星、昆布、海藻、象贝等化痰软坚药；气滞而兼湿阻者，伍以苍术、白术、苡米、茯苓等化湿渗湿药；若气虚兼气滞者，则伍以黄芪、党参、甘草、扁豆等健脾益气药。诚然理气药有化燥、伤阴、助火之弊，但配伍得当，则可防止上述副作用。

　　附方

　　（1）越鞠丸：方出自《丹溪心法》，药由苍术、香附、川芎、神曲、炒栀子组成。本方统治六郁之剂，是行气解郁、理气导滞的代表方，故又称"六郁丸"。大凡因脾胃功能失司，气机不畅，升降失常，以致湿、食、痰、火、气、血相因郁滞，而见胸腹痞闷，嗳气吞酸，消化不良等症。《丹溪心法》云："气血冲和，万病不生，一有怫郁，诸病生焉，故人身诸病，多生于郁。"大凡气、血、火三郁责在肝胆，湿、痰、食三郁责在脾胃。病虽言六郁，但侧重于气郁为主，故以理气为要。方中香附以开气郁；苍术以除湿郁；川芎以行血郁；山栀以清火郁；神曲以消食郁。痰郁多由脾湿所生，亦与气、火、食有关，故气机流畅，诸郁必解。诚如《成方便读》所云："治郁者必先理气，以气行则郁行，气阻则郁结耳。""越"，为发越之谓；"鞠"，通郁，故"越鞠"有"发越鞠郁"之意，故名"越鞠丸"。

　　（2）柴胡疏肝散：方出自《景岳全书》，药由柴胡、川芎、香附、枳壳、制白芍、炙甘草组成。实是由《伤寒论》之四逆散加川芎、香附而成。以其疏肝解郁，行气活血之功，而用于因肝气郁滞，而致胁肋疼痛，或往来寒热，嗳气太息，食欲不振，脘腹胀满，脉弦之候。宗《内经》"木郁达之"之理，故行"理气导滞"用药式。方中柴胡调达枢机、疏肝解郁任为主药。辅以香附理气疏肝，助柴胡以解郁；川芎行气活血而止痛，助柴胡解肝经之郁滞，共成行气理气之功。佐以枳壳理气行滞，白芍养血柔肝。使以甘草调和药性，且与芍药合用，以成酸甘化阴之伍而养血柔肝，又防柴胡、香附、枳壳疏泄伤阴之弊。故诸药合用，俾枢机得利，以成疏肝理气，化瘀通脉，缓急止痛之功。

（3）逍遥散：方出自《太平惠民和剂局方》，本方是由调达枢机之四逆散衍化而成。药由柴胡、当归、白芍、茯苓、白术、炙甘草、薄荷、煨姜组成。以其疏肝解郁，理气导滞，养血健脾之功，而适用于肝郁气滞，血虚脾弱之证。证见两胁作痛，头痛目眩，口燥咽干，神疲食少，或月经不调，乳房胀痛，脉弦而虚者。方中主以柴胡疏肝理气解郁；辅以当归、白芍养血和营以柔肝；茯苓、白术、甘草、煨姜健脾和中，共为佐使药。对此方之妙，《时方歌诀》引赵羽皇语云："肝木之所以郁者，其说有二：一为土虚，不能升木也；一为血少，不能养肝也。盖肝为木气，全赖土以滋培，水以灌溉。若中土虚，则木不升而郁；阴血少，则肝不滋而枯。方用白术、茯苓者，助土得以升木也；当归、芍药者，益荣血以养肝也；薄荷解热，甘草和中；独柴胡一味，一以为厥阴之报使，一以升发诸阳。经云：'木郁则达之'，遂其曲直之性，故名曰逍遥。"

逍遥散加入凉血泻火之丹皮、栀子，乃《内科要旨》之"丹栀逍遥散"，乃为肝郁火旺证而设方；加熟地黄，《医略六书》名"黑逍遥散"，乃为肝郁血虚证而设方。

（4）半夏厚朴汤：方出自《金匮要略》，药由半夏、厚朴、茯苓、苏叶、生姜组成。原为梅核气而设方。以其行气散结，降逆化痰之功，而用于气滞郁结，痰涎壅滞证。证见咽间如有物阻塞，咳吐不出，吞咽不下，胸膈满闷，或咳或呕，舌苔白润或白腻，脉弦缓或滑等候。方中主以半夏化痰开结，下气降逆；辅以厚朴、生姜辛开苦降，散满调中，协半夏散结降逆；茯苓淡渗，助半夏祛痰消饮；紫苏芳香，宣通郁气，和胃畅中，共为佐使药。诸药合用，而有辛以散结，苦以降逆，化痰下气之效。

（5）乌药汤：方出自《济阴纲目》，药由乌药、香附、当归、木香、炙甘草组成。以其理气导滞，行气止痛之功，而用于气机郁滞，血行不畅之证。证见脘腹胀满，少腹胀痛，或痛及胸胁乳部，精神抑郁，舌质淡，苔薄白，脉弦涩者。方中主以乌药理气导滞，消胀止痛。辅以香附、木香，既有疏肝解郁之功，又具调达肠胃气机之效，以增乌药行气止痛之治。当归调血通经，炙甘草缓急和中，共为佐使药。诸药合用，行气止痛，而为上述证候之效方。

（6）枳实消痞丸：方出自《兰室秘藏》。药由枳实、黄连、厚朴、半夏、神曲、炒麦芽、人参、炒白术、茯苓、干姜、炙甘草组成。以其行气消痞，健脾和胃之功，用以治疗脾虚气滞，寒热互结之证。证见心下痞满，食欲不振，神疲乏力，大便失调之候。方由枳术汤、半夏泻心汤、四君子汤三方化裁而成。方中主以辛温之枳实行气消痞，辅以辛苦性温之厚朴下气除满，以苦寒之黄连清热燥湿以泻痞，半夏辛温和胃散结以除痞，少量干姜温中祛寒，各药以成辛开苦降之伍。麦芽消食和胃；人参、白术、茯苓、炙甘草补中健脾，祛湿和中，共为佐使药。全方消重于补，寒大于温，故适用于实多虚少，热重寒轻之证。

第三讲　活血化瘀用药式

瘀血，是中医特有的病因病机之一，可见于多种疾病。多因人体气化失司，枢机不利，造成瘀血的症候，在肿瘤病人中表现最多。古代医家指出噎膈、癥积、石瘕及腹腔结块与瘀血有关。肿瘤病人与瘀血有关的症状和体征是：①体内或体表肿块经久不消，坚硬如石或凹凸不平；②唇舌青紫或舌体、舌边及舌下有青紫斑点或静脉粗张；③皮肤暗黑，有斑块、粗糙，肌肤甲错；④局部疼痛，痛有定处，日轻夜重；⑤脉涩滞。有以上症状之一者，就可以定为是瘀血证。瘀血的治疗主要是活血化瘀法。所以在肿瘤早期，只要见有任何一条瘀血症状者，即可采用活血化瘀法，并结合清热凉血、活血止血、化瘀止痛诸法进行治疗。这样不但能消瘤散结，而且对瘀血造成的发热，瘀血阻络而引起来的出血，血瘀经络所致疼痛都有一定的疗效。我们将活血化瘀法在肿瘤治疗中的应用称为"活血化瘀用药式"。即通过活血化瘀，而消瘤散结，同时可治疗和预防因瘀血而造成的发热、出血、疼痛。

活血化瘀的方剂有桃红四物汤、桃核承气汤、血府逐瘀汤、桂枝茯苓丸、大黄䗪虫丸、鳖甲煎丸等。

活血化瘀法，有以下几方面作用：①抗肿瘤。具有抗肿瘤作用的活血化瘀药物有：虫类药如全虫、土元、水蛭、虻虫、斑蝥及五灵脂、乌蛇、白花蛇；植物类药如川芎、红花、丹参、莪术、延胡索、乌药、大黄、降香、蛇莓、鸡血藤。②抗凝与纤维蛋白溶解作用。经研究发现，活血类似于抗凝，化瘀相当于纤维蛋白溶解作用。活血化瘀不但能改善恶性肿瘤病人的"高凝状态"，使癌细胞处于抗癌药物及病人自身免疫性细胞控制之下，而降低血小板凝聚，减少肿瘤的转移。③抗炎和抗感染。活血药的抗感染作用已被重视，认为是在调节机体反应的基础上，直接或间接达到抗感染的目的。有些活血凉血药，如丹皮、地榆、赤芍、川芎、紫草、马鞭草、虎杖等，均有抗病毒作用。将具有消炎、抗感染作用的活血药物，配合其他清热解毒、抗感染药使用，有利于癌症的控制和癌灶的消除。④改善血液微循环。能增加局部血流速度和血流量，解除血管痉挛，调整组织缺血引起的营养失调和代谢障碍，因而可使放疗、化疗的效果增强，增加敏感性。⑤调整结缔组织代谢。实验及临床证明，活血化瘀药可以减轻放射性肺炎及纤维化，使血管闭塞好转及减轻。应用活血化瘀药，有望使放疗过程减毒增效。⑥免疫调节。有的活血化瘀药可以促进和提高细胞免疫功能，增强巨噬细胞的吞噬作用。

所以在临床上，针对肿瘤应用活血化瘀药，应建立在中医辨证施治的基础上，当有瘀血证候或有瘀血症状的客观指标异常时，可以应用。没有瘀血证的病人不可随意滥用，特别是破血攻瘀药。

附方

（1）桃红四物汤：方出自《医宗金鉴》，药由桃仁、红花、当归、川芎、赤芍、生地黄组成。以其活血化瘀之功，而用于气滞血瘀证而引起的多种疾病。方由补血活血之四物汤加活血行瘀之桃仁、红花而成。是一首较平和的活血祛瘀方剂，多用于妇科疾病，现常用于因气滞血瘀而引起的多种疾病。

（2）桃核承气汤：方出自《伤寒论》，药由桃仁、大黄、芒硝、桂枝、炙甘草组成，即由调胃承气汤加桃仁、桂枝组成。以其破血逐瘀之功，而治下焦蓄血证。多见少腹急结胀满，疼痛拒按，大便色黑，小便自利，至夜发热，甚则谵语如狂，脉沉实等候。方中主以桃仁、大黄破血祛瘀，润肠通便；辅以桂枝通行血脉，又助桃仁破血行瘀；芒硝软坚散结，又助大黄通便泄热。炙甘草顾护中气，缓和诸药峻烈之性，是为佐使之药。全方以桃仁、桂枝与调胃承气合用，共奏破血下瘀之功，故为消化道肿瘤，而为蓄血证者之良方。

（3）血府逐瘀汤：方出自《医林改错》，药由桃红四物合四逆散，加桔梗、牛膝而成。功于活血行瘀，理气止痛，而适用于多种血瘀气滞证者。方中四逆散（柴胡、枳实、芍药、炙甘草）理气导滞达郁；桃红四物汤（桃仁、红花、当归、川芎、赤芍、生地黄）活血化瘀通脉；牛膝祛瘀血，通血脉，引瘀血下行；桔梗开宣肺气，载药上行，与牛膝一升一降，俾气机畅达，血行无阻。《素问·脉要精微论》云："夫脉者，血之府也。"故血脉瘀阻证者可用此方，同时为通治一切气滞血瘀证之良方。

（4）桂枝茯苓丸：方出自《金匮要略》，药由桂枝、茯苓、丹皮、桃仁、芍药组成。以其活血化瘀，缓消癥结之功，而用于胞宫瘀阻证者，如妇人子宫肌瘤，卵巢囊肿及其他恶性肿瘤。方中桂枝味辛甘而性温，能温通经脉而消瘀滞，是为主药。桃仁味苦而甘平，以成化瘀消癥之功；丹皮味辛苦性微寒，既能散血行瘀，又可解瘀久化热之弊；芍药味苦酸性微寒，能和血养血，三药以其活血养血之功，共为辅药。茯苓甘淡性平，健脾渗湿，消痰利水，以助化癥散结之力，是为佐药。白蜜为丸，取其甘缓之性而调和诸药，而为使药。

（5）大黄䗪虫丸：方出自《金匮要略》，药由大黄、生地黄、桃仁、芍药、杏仁、黄芩、虻虫、水蛭、土鳖虫（䗪虫）、蛴螬、干漆、甘草组成。以其祛瘀生新，消癥通结之功，而用于肝硬化、肝脾肿大、肝癌而见瘀血内结证者。方中大黄、桃仁、干漆以通其血结，合土鳖虫、虻虫、水蛭、蛴螬等虫类药，以活血通络，增其活血化癥之功；祛邪不忘扶正，故有地黄、芍药、甘草濡养血脉，和中缓急；杏仁、黄芩宣发肺气以解郁热，共为佐使药。

（6）鳖甲煎丸：方出自《金匮要略》，原为癥瘕、疟母证而设方。鳖甲煎丸具扶正祛邪、软坚消痰、调达枢机、化气通脉、理气活血之功，而为虚损、枢机不利、气化失司、痰瘀结聚证之良方。其应用极为广泛，除用治疟母外，还可用于多种原因引起的肝脾肿大、子宫肌瘤、卵巢囊肿及胸腹腔其他肿瘤。鳖甲煎丸药由鳖甲、乌扇、黄芩、鼠妇、干姜、大黄、桂枝、石韦、厚朴、瞿麦、凌霄花、阿胶、柴胡、蜣螂、芍药、牡丹皮、土鳖虫、蜂窠、赤硝、桃仁、人参、半夏、葶苈组成。具扶正祛邪、软坚消痰、理气活血、清热利水之功。《金匮要略方论》注云："药用鳖甲煎者，鳖甲入肝，除邪养正，合煅灶灰所浸酒去癥，故以为君。小柴胡汤、桂枝汤、大承气汤为三阳主药，故以为臣。但甘草嫌柔缓而减药力，枳实嫌破气而直下，故去之。外加干姜、阿胶，助人参、白芍养正为佐。癥必假血依痰，故以四虫、桃仁合半夏消血化痰。凡积必由气结，气利而积消，故以乌扇、葶苈子利肺气。合石韦、瞿麦消气热而化气散结。血因邪聚则热，故以牡丹、紫葳去血中伏火、膈中实热，为使。"而用以治疗癌症，实有攻邪不伤正，俾正气得复，枢机得利，气化有司，气畅血行，癥积得以内消之治。

第四讲　清热解毒用药式

中医认为热毒是恶性肿瘤的主要病理机制之一，临床上表现为邪热壅盛。中、晚期病人的病情发展阶段，会产生发热，疼痛，肿块增大，同时有口渴、便秘、尿黄赤、苔黄、舌红脉数等症。郁火、邪热郁结日久而成热毒，热毒内蕴机体脏腑、经络，若不及时处理，郁久不散，导致营卫不和、气化失司、经络阻隔、气血郁滞等病理变化。火性炎上又耗正气，即所谓热甚伤气。临床实践证明，清热解毒法对某些恶性肿瘤的某些阶段有一定的疗效，这是因为清热解毒药能控制肿瘤周围的炎症和其他感染的缘故。清热解毒药不仅能减轻症状，而且在一定程度上能控制肿瘤的发展。炎症和感染往往是促进肿瘤恶化和发展的因素之一。实验证明，许多清热解毒药具有抗肿瘤作用。如白花蛇舌草有广谱抗癌作用，使机体在免疫过程中防御机能显著增强；紫草除能消炎、抗肉芽肿、促进创伤愈合外，还可抑制机体非特异性免疫反应；蒲公英除有广谱杀菌抗炎作用外，还能提高淋巴细胞转化率。所以清热解毒药在治疗中能起到祛除病因和调整机体抗病能力的双重作用。故而在治疗肿瘤过程中重视清热解毒药的应用和突出清热解毒法，是防治肿瘤转变恶化发展的关键。这种把握时机，正确运用清热解毒药治疗癌症的方法，我们称为"清热解毒用药式"。

清热解毒剂，多适用温疫、温毒或疮疡疔毒等热深毒重火炎之疾病。这些方剂多以黄芩、黄连、金银花、蒲公英等清热解毒泻火药物组成。常用的代表方剂有黄连解毒汤，普济消毒饮，仙方活命饮等。

常用的清热解毒药有白花蛇舌草、半枝莲、半边莲、蒲公英、紫花地丁、白英、紫草、连翘、重楼、虎杖、板蓝根、大青叶、山豆根、鱼腥草、白薇、栀子、黄连、黄芩、黄柏、苦参、天葵子、芦荟、牛黄等。

通过现代药理研究，有些清热解毒药有抗炎作用，有些中药虽没有抗菌、抗病毒作用，但可通过提高机体之免疫功能而达到抗炎作用，从而防止肿瘤的扩散。据报道，这类药物除有清热解毒之效外，亦有抗病原微生物、调节机体免疫功能，可促进组织病变的修复。有研究表明，清热解毒药还能增强单核吞噬细胞系统功能，调动机体内在因素，减轻内热火毒引起的症状，从而达到扶正祛邪作用。所以清热解毒药在使用过程中能控制感染、减轻症状，并且持续应用还能使病情逐步稳定。

附方

（1）黄连解毒汤：方出自《外台秘要》引崔氏方。药由黄连、黄芩、黄柏、栀子组成，以其泻火解毒，清利湿热之功，而解火毒热盛之证。用于证见大热烦渴，口燥咽干，谵语不眠，舌苔黄厚而腻，脉数者；或热病吐血、衄血，或热甚发斑，舌红，脉数有力者；或身热下痢，湿热黄疸；或外科疮疡疔毒者。上述诸候火热邪毒为患，故主以大苦大寒、泻火解毒之黄连为主药，以泻心胃之火于中焦；辅以黄芩，以泻肺火于上焦；佐以黄柏，泻肾火于下焦；使以栀子，通泻三焦之火，导引下行，使火热之邪从下而去。诸药合用，苦寒直折，则火邪去而热毒解，诸候得除。黄连引领诸清热解毒药成方，故名黄连解毒汤。

（2）普济消毒饮：方出自《东垣试效方》，药由黄芩、黄连、陈皮、玄参、连翘、板蓝根、马勃、牛蒡子、薄荷、僵蚕、升麻、柴胡、桔梗、甘草组成。以其清热解毒，疏风散邪之功为治。原用于感受风热疫毒之邪，壅于上焦之大头瘟症之方。现多用于丹毒、腮腺炎、急性扁桃体炎、淋巴结炎，及恶性肿瘤之火毒壅盛者。方中黄芩、黄连清泄上、中焦热毒，任为主药。辅以牛蒡子、连翘、薄荷、僵蚕疏散上焦风热。佐以玄参、马勃、板蓝根、桔梗、甘草清利咽喉，并增强其清热解毒之功。使以升麻、柴胡升阳散火，疏散风热，使郁热疫毒之邪得以宣散透发，并引领诸药上达头面。"普"，言其广也；"济"，为救助也；"消毒"，即消除毒疫之气。1202年，时行疫疬，大头天行，李东垣制此方治大头瘟，屡治屡验，存活甚众，故将此方名曰"普济消毒饮"。今亦为治癌肿之火毒壅盛者之用方。

（3）仙方活命饮：方出自《校注妇人良方》，药由金银花、天花粉、当归、赤芍、贝母、白芷、乳香、没药、防风、穿山甲、皂刺、陈皮、甘草组成。以其清热解毒，消肿溃坚，活血止痛之功，而用于阳证体实之疮疡肿毒诸候。方中主以金银花、甘草清热解毒；辅以防风、白芷散风除湿排脓以消肿，当归、赤芍、乳香、没药活血散瘀以止痛；佐以贝母、天花粉清热化痰以散结，陈皮理气和胃且清湿热；使以穿山甲、皂刺通经活络，溃坚消肿；以酒、水各半煎服，增其活血通络之效。"仙方"，托名仙人所传之方，言其功效神奇；"活命"，谓有定痛回生之功。本方用于外科诸病，可使痈肿消散而疼痛止，疗效可靠，济世活人，故名"仙方活命饮"。又名"真人活命饮"，谓修真得道之人所制，均为溢美之词。

第五讲　以毒攻毒用药式

"毒"的含义很广，凡"物之能害人者皆谓毒"。中医认为，癌肿的形成，或气滞血瘀，或痰凝湿聚，或热毒内蕴，或正气亏虚，久之均能瘀积成邪毒、火毒。邪毒与正气相搏而表现出肿瘤病人的各种症候。尽管病情变化错综复杂，邪毒结于人体内都是肿瘤形成的根本原因之一。因此治疗癌症的方法及药物，大都是以毒攻毒为主。毒陷邪深，非攻不可，常用一些有毒药物，药性峻猛，即所谓"以毒攻毒法"。肿瘤是邪毒瘀结于内，大都表现为阴毒之邪，因此攻毒祛邪散结多用辛温大热阳刚有毒之品，以开结拔毒，我们称之为"以毒攻毒用药式"。

形成癌肿的阴毒之邪，只宜以阴毒之药攻其阴毒之邪。阴毒之药多为气味俱厚者。常用药物有以下几类：①动物类，全蝎、蜈蚣、斑蝥、红娘子、守宫、毒蛇、河豚油、蟾蜍、土元、蝼蛄、水蛭。②金石类，雄黄、冰片、脑砂、砒石、轻粉。③本草类，雷公藤、藤黄、藜芦、常山、毛茛、猫爪草、狼毒、蓖麻、马钱子、巴豆、干漆、洋金花、生南星、生半夏、生附子、急性子、乌头、钩吻、八角莲、独角莲、芫花、大戟、商陆等。

该类药物功效及其主治，详见下篇。

第六讲　温阳化气用药式

癥瘕，仅指腹部有结块，或满，或胀，或痛的一种病症，男女皆有。包括泌尿、生殖系统及肠道肿瘤。

对癥瘕的成因及体征，《景岳全书》中有载"癥瘕之病，即积聚之别名"。《灵枢·水胀》云："寒气客于肠外，与卫气相搏，气不得营，因有所系，癖而内著，恶气乃起，息肉乃生。其始生也，大如鸡卵，稍以益大，至其成，如怀子之状，久者离岁，按之则坚，推之则移，月事以时下，此其候也。"又云："石瘕生于胞中，寒气客于子门，子门闭塞，气不得通，恶血当泻不得泻，衃以留止，日以益大，状如怀子，月事不以时下。"《诸病源候论》则有"癥瘕者，皆由寒温不调，饮食不化，与脏气相搏结所生也"的论述。是故气血旺则邪不能侵，气血衰则正不能拒邪，若七情结郁，或六淫为害，或饮食内伤，即令脏腑经络失和，冲任失调，气机阻滞，瘀血内停，痰湿蕴结而成癥瘕。

桂枝茯苓丸一方为《金匮要略》中治疗妇女宿有癥病，妊娠后血漏不止的方剂。曾被多家注解为"活血化瘀"及"化瘀除癥"之良剂。临床除治子宫肌瘤、卵巢囊肿、炎性包块有卓效外，我们验诸临床，对子宫体癌、卵巢癌、输卵管癌、前列腺癌、膀胱癌均有良效。据其组成，我们认为本方除具化瘀之用外，尚有"通阳化气，扶正固本"之效。且后者为其主要功效，以治其本；前者以治其标。这种"化瘀除癥"之功，实隐藏着"通阳化气，扶正固本"，以制毒害之力。方中桂枝通阳化气，茯苓益气渗湿，二药意在扶正固本；丹皮、桃仁、赤芍活血化瘀。诸药合用，人体气化功能有司，俾阳气通畅而癥块得消，瘀去又不致伤正，故为治疗"气化无力，而致癥积"之良方。故桂枝茯苓丸治疗肿瘤，我们称为"温阳化气用药式"。

对妇科癥瘕的治疗，有桂枝茯苓丸、化气通脉方、阳和汤、阳和解凝方的应用。

附方

（1）桂枝茯苓丸：详见第三讲活血化瘀用药式一节。

（2）化气通脉方：乃柳氏家传方，由家父吉忱公所传。药由桂枝、茯苓、桃仁、红花、益母草、丹参、白术、当归、丹皮、赤芍、白花蛇舌草、炙鳖甲、生牡蛎、炙甘草组成，实由桂枝茯苓丸合当归芍药散化裁而成。以治气化失司，痰瘀互结之癥瘕诸病。关于癥瘕的成因及体征，《灵枢·水胀》《诸病源候论》皆有论述。而《妇人大全良方》亦有记述："妇人月经痞塞不通，或产后余秽未尽，因而乘风取凉为风冷所乘，血得冷则为瘀血也，血瘀在内，则时时体热面黄，瘀久不消，则为积聚癥瘕矣。"是故气血旺则邪不能侵，气血衰则正不能拒。本病多因七情郁结，令脏腑失和，冲任失调，气机阻滞，瘀血内停，痰湿蕴结，发为癥瘕。此即"柳氏病机四论"之一"有形痼疾的痰瘀论"之谓。故其治当调冲任，化气通脉，软坚消积，渗湿散结，活血化瘀，故立化气通脉方。方由桂枝汤、桂枝茯苓丸、当归芍药散加味而成。盖因构成人体的根本物质是气，同时它又是维持人体生命活动的基础物质。精、气、血、津、液各自的新陈代谢是生命活动的基础，五脏六腑气化功能的完成，皆以气为动力，气的运动变化以及由此而产生的物质和能量的转换过程，即气化过程。人体的气化功能失常，影响气、血、津、液的新陈代谢，从而形成器质性病变，而发为癥瘕。此即"柳氏病机四论"之一"器质性病变的气化论"之谓。方中桂枝味辛，与甘草乃辛甘化阳之伍，名桂枝甘草汤；芍药味酸，与甘草乃酸甘化阴之伍，名芍药甘草汤；生姜、大枣二药，具酸、甘、辛之味，有和营卫、益气血之功。故五药合用组成桂枝汤，以通阳化气，调和营卫。合入当归芍药散通阳化气，渗湿化痰。桂枝茯苓丸，方中桂、芍一阴一阳，茯苓、丹皮一气一血，共调其寒温，扶其正气；桃仁活血以祛瘀，芍药益血以养正。明·张景岳云："善补阳者，必于阴中求阳，则阳得阴助而生化无穷；善补阴者，必于阳中求阴，则阴得阳助而泉源不竭。"故三方合用，成化气通脉方，以补泻相寓，升降相宜，俾气化有司，痰瘀消散。方中佐以鳖甲、牡蛎软坚散结；当归、丹参、益母草化瘀通脉；白术、白花蛇舌草渗湿化浊。诸药合用，癥瘕可除。

（3）阳和汤：方出自《外科全生集》，药由熟地黄、白芥子、鹿角胶、肉桂、炮姜炭、麻黄、生甘草组成。以其温阳解凝，化痰散结之功，而适用阳虚毒凝，气滞血瘀之证。且多因"里寒痰凝，而成癥结"，属中医学"阴疽""癥结"范畴。阳和汤方寓有《外科全生集》之"阳和丸"，药由麻黄、肉桂、姜炭组成，具"解寒而毒自化"之义，家父吉忱公谓此方实寓《伤寒论》麻黄汤之效，故有"小麻黄汤"之誉。阳和汤方中重用熟地黄益肾填精，大补阴血，任为主药。鹿角胶乃血肉有情之品，养血助阳，"禀纯阳之质，含生发之机"，而达扶正祛邪之功。肉桂温阳散寒，麻黄、姜炭、白芥子协助肉桂散寒导滞而化痰结；熟地黄、鹿角胶虽滋腻，然得姜、桂、麻黄、白芥子诸辛味药之宣通，则通而不散，补而不滞，乃寓攻于补之方，相辅相成之剂，共奏温阳散寒之功，而成养血通脉之效，犹如阳光普照，阴霾四散，故有"阳和"之名。临证尚可伍以黄芪、木灵芝、红参益气扶正，浙贝、鳖甲、三棱、莪术软坚开结，化瘀通脉。诸药合用，则癥消结散而病臻痊愈。

（4）阳和解凝方：乃柳氏家传方，为吉忱公所立。药由熟地黄、肉桂、桂枝、炮姜、麻黄、鹿角胶、赤芍、当归、三棱、莪术、鸡内金、香附、五灵脂、炮山甲、白芥子、川牛膝、甘草组成。以其温宫祛寒，化瘀散结之功，而适用于寒袭胞宫，血滞寒凝之癥瘕积聚。

妇科炎性包块、卵巢囊肿及子宫肌瘤均属中医学"癥积""石瘕""肠覃"范畴，临证应辨别阴阳，治分寒热。此证系因寒邪客于胞宫，血寒凝滞，瘀结不散，故予阳和解凝方，方由阳和汤合桂枝甘草汤及活血化瘀、理气导滞药而成。经云："邪之所凑，其气必虚。"故其所虚之处，即受邪之地。病因于血分者，必从血而求之。故以熟地黄大补阴血，又以鹿角胶有形精血之属以赞助之。《内经》云："石瘕生于胞中，寒气客于子门，子门闭塞，气不得通，恶血当泻不得泻，衃以留止，日以益大，状如怀子。"病既虚且寒，又非平补之性可收速效，故佐以炮姜、肉桂之温中散寒，桂枝入营，麻黄达卫，白芥子化痰结，共奏解散之功；香附、三棱、莪术、当归、赤芍、牛膝行气活血通脉，山甲、内金之属，助其软坚散结之力；甘草解毒，调和诸药。诸药合用，则肝肾得养，寒邪可散，冲任得调，经脉得通，癥积得除，而病臻痊愈。

第七讲　泻火坚阴用药式

邪毒结于病人体内是肿瘤形成的根本原因之一。毒邪深陷，非攻不可。但机体正气亏虚，热毒内蕴，火毒暴戾，平和之药难以取效，而攻毒祛邪药又多辛温大热有毒之品，又是慎用之品。所以临床采用"釜底抽薪法"——"清热泻火用药式"，或称"泻火坚阴用药式"，而不采取攻毒的方法。

"毒"的含义很广，凡"物之能害人者皆谓毒"。从病因上讲有热毒、湿毒、火毒之分。

热为火之渐，火为热之极。热毒是郁火、邪热淤毒的表现。多为中、晚期癌症病人病情发展阶段，常见发热、疼痛、肿块增大、局部灼热肿痛等热性证候。运用清热泻火法，可控制和消除肿瘤周围的炎症和感染。现代研究表明，清热泻火药中有许多具有抗肿瘤作用，是治疗恶性肿瘤的常用法则之一。常用药物有花粉、栀子、夏枯草、黄芩、黄连、黄柏、龙胆草、苦参、玄参、紫草、银花、连翘、蒲公英、紫花地丁、大青叶、青黛、穿心莲、牛黄、重楼、紫参、半边莲、半枝莲、白花蛇舌草、土茯苓、鱼腥草、山豆根、白头翁、红藤、败酱草、白蔹、白薇、山慈菇、猫爪草、大黄等。此类药物多苦寒之味，多具苦寒坚阴之功。常用方剂有栀子厚朴汤，黄连解毒汤，普济消毒饮，导赤散等。

附方

（1）栀子厚朴汤：方出自《伤寒论》，药由栀子、厚朴、枳实组成。具清热除烦，宽中消满之功，乃为热扰胸膈兼腹满证而设方。热扰胸膈，气机不畅而扰心，故见心烦腹满、卧起不安等症。法当清热除烦，宽中消痞，主以栀子厚朴汤。方以栀子清热除烦，厚朴消满，枳实破结下气，共为清热除烦、宽中消满之功。

热邪内郁，必见心烦之候，心烦亦是栀子厚朴汤证、承气汤证、厚朴生姜半夏甘草人参汤证、竹叶石膏汤证及栀子豉汤证之相同点。《实用经方集成》认为"《伤寒论》用下法后，腹满心烦者有二。一是肠胃燥热之实满，以承气汤类下之；二是脾虚气滞之虚满，以厚朴生姜半夏甘草人参汤治之。下后烦而不满者亦有二。一是余热未清、津液亏耗之心烦，用竹叶石膏汤清肺养胃；二是余热未尽、热扰胸膈而心烦，用栀子豉汤泄热除烦。若下后即见心烦，脘腹满，示邪热搏结已剧，宜用栀子厚朴汤清热除烦，理气泄满。

（2）黄连解毒汤：详见第四讲清热解毒用药式。

（3）普济消毒饮：详见第四讲清热解毒用药式。

（4）导赤散：方出自《小儿药证直诀》，药由生地黄、木通、甘草梢、竹叶组成。以其清心利水养阴之功，而用于心经火热之证。证见口渴面赤，口舌生疮，心胸烦热，渴欲饮冷；或心移热于小肠，小便短黄，尿时刺痛等。本方为清心火，利小便的方剂。心经热盛，故心胸烦热，心火上炎，故口渴面赤，舌为心之苗，故口舌生疮；心与小肠相表里，心移热于小肠，则小便短赤，尿时刺痛。方中以生地黄清热凉血养阴，为主药；木通、竹叶清心降火而利水，二药能导热下行，使从小便而出，是为辅药；甘草梢清热泻火，又能调和诸药，以作佐使。四药配用，既有清心养阴，利水导热之功，又有泻火而无苦寒伤胃，利水而不伤阴之妙。方名"导赤"者，即取其引导心经火热下行之意。一方无甘草有黄芩，此取黄芩清肺以宣通水之上源；一方多灯芯，乃增强清心利尿导热之功。

第八讲　软坚散结用药式

　　癌肿形成后，聚结成块，坚硬如石。根据"坚者削之""结者散之""客者除之"之理，对肿瘤采取软坚散结之法。中医认为，凡具有能软能下作用的药物、具有咸的滋味的药物，为咸味药。如芒硝咸苦寒，具泻下、软坚、清热之功；牡蛎咸寒，具平肝潜阳、软坚散结之功。咸味药多用于瘰疬、痞块及癌症。气和味是论述和运用中药的主要依据，每一种药都有气和味两个方面，而二者的关系多表现为两个方面：气同味异，味同气异。就软坚散结的咸味药而论，如脑砂之咸苦辛温；硼砂之咸甘凉；海藻、昆布之苦咸；海蛸之咸涩；鳖甲之咸平；土元之咸寒；瓦楞子之甘咸；海浮石、青黛、地龙之咸寒；五倍子之酸咸等。因咸有软坚之用，而寒热温凉性的不同，也有不同的软坚散结之效。而至于散结，则常通过治疗产生聚结的病因病机而达到散结的目的。如清热解毒药治热结；解毒散结药治毒结；化痰散结药治痰结；理气散结药治气结；

化瘀散结药治血结；消导散结药治食结等。这种以软坚散结为主的治疗肿瘤法，我们称为"软坚散结用药式"。

常用方有鳖甲煎丸、柴胡鳖甲煎、阳和解凝方、化气通脉方、藻蚕丸、海藻丸、黄药子酒等。此法式，多以软坚散结药与其他用药式结合应用。此类药物之功效、主治，详见下篇第二讲之软坚散结类药物。

附方

（1）鳖甲煎丸：详见第三讲活血化瘀用药式。

（2）柴胡鳖甲煎：乃柳氏家传方。药由小柴胡汤加鳖甲、龟甲、水蛭、三七、白花蛇舌草、半枝莲、半边莲、黄芪、厚朴而成。以其调达气机、软坚散结之功，而适用肝胆气郁，日久化热，暗耗肝阴，正虚邪实之证之肝胆肿瘤。方中主以小柴胡汤调达枢机，调理三焦，以扶正达郁；鳖甲、龟甲滋养肝肾，软坚散结；水蛭入肝经血分，活血逐瘀，以消癥结；厚朴除满消胀；白花蛇舌草、半边莲、半枝莲清利湿热瘀毒；三七祛瘀生新，前人有"一味三七，可代《金匮》之下瘀血汤（大黄、桃仁、䗪虫），而较下瘀血汤大为稳妥也"之誉，近人研究证明为抗癌之要方；黄芪《神农本草经》谓其"补虚"，可"治痈疽"，现代研究证明有显著的保肝作用。尚可入赤灵芝伍黄芪，名芪灵方，为扶正护肝之良药。故虽属顽疾，而亦可愈之。

（3）阳和解凝方：详见第六讲温阳化气用药式。

（4）化气通脉方：详见第六讲温阳化气用药式。

（5）藻蚕丸：方出自《世医得效方》，药由海藻、僵蚕组成，以其消痰散结之功，而用瘰疬结核瘿瘤结肿之疾。

（6）海藻丸：方出自《证治准绳》，方中海藻、昆布、海蛤诸消痰软坚之药；合藿香、白芷、细辛、肉桂、松罗茶辛香通透、行气散结之药；当归、川芎活血化瘀之味，及白蔹、枯矾软坚敛疮之物，以治瘿瘤瘰疬痰核诸疾。

（7）黄药子酒：乃家父吉忱公所集民间方，黄药子苦平偏凉，以其解毒软坚、凉血止血之功，用以治疗消化道肿瘤。药用黄药子200g（切片），浸入1000mL白酒于陶罐中密封。用糠煨八小时，去其糠火，待稍凉浸放入凉水中，七日后过滤取汁，每次饮10~20mL，日2~3次。

第九讲　健脾益气用药式

中医认为，癌肿的形成，或气滞血瘀，或痰凝湿聚，或热毒内蕴，或正气亏虚，久之能瘀积成邪毒。邪毒与正气相搏，表现出癌症病人的各种证候。尽管病情变化错综复杂，邪毒结于人体内部都是癌症形成的根本原因。临床采用"以毒攻毒用药式"，当然是较为理想的治癌手段，但晚期癌症，因虚损范围广泛，又有阴液亏损、阳气衰竭、气血不足等机体虚弱状态，仅赖一点正气维持生机，若风中残烛，非但以毒攻毒法当禁用，而且活血化瘀、理气行滞、软坚散结、燥湿化痰等法也要慎用。故如何提高机体的抗病能力、抑制癌肿的生长，则成为一个重要课题。

晚期癌症患者若风中残烛，只靠一点先天之气而延生机是不足的，故当采取培补后天之本法，即采用健脾益气法治疗癌症。中晚期癌症，常因虚致病，又因病致虚，形成恶性循环。从而导致阴阳互损，气血衰败，精神耗散，病邪猖獗。肾藏精气，又名肾元，内寓真阴真阳，为全身阳气阴液之根本。所以无论阳虚或阴虚，多损及肾元。鉴于助阳药多温燥，有助火劫阴之弊；滋阴药多滋腻，有妨胃之端，故温阳滋阴药在中晚期癌症中尤当慎用。元气充足皆赖脾胃之气无所伤，脾胃之气既伤而元气亦不充，而诸病之所生。此即肾脏之精是脏腑阴阳之本（包括先天之精和后天之精）。而后天之精来源于脾胃，因此健脾益气法是治疗中晚期癌症的立据之一。

《素问·经脉别论》云："饮入于胃，游溢精气，上输于脾，脾气散精，上归于肺。"《灵枢·决气》云："中焦受气取汁，变化而赤，是谓血。"《难经·三十二难》云："血为荣，气为卫，相随上下，谓之营卫，通行经络，营周于外。"《难经·三十难》云："营气之行，常与卫气相随不？""营行脉中，卫行脉外，营周不息，五十而复大会。"虽说卫气每周行一次，必交肾经一次，俾肾元得充，卫气得行。然尚须后天气血之补养。故元·滑伯仁《十四经发挥》云："经脉者，行血气，通阴阳，以荣于身者也。"气从太阴肺（寅位肺）开始循环，最后终于足太阴脾（丑位脾）；血同样从手太阴肺开始循环，也同样终止于足太阴脾。再从寅肺开始昼夜循环五十度。由此可见脾脏有统摄血的功能，处于中焦部位，它通过肺脏，把荣卫气血在全身循环五十度，荣卫气血都是以肺脏为起始，周流不息，血行脉内，气行脉外。肺主气，脾统血，气血通过经络而循环，此即健脾益气法抗癌的理论根据之二。

这种以培补后天之本，以提高机体的抗病能力，是着眼于癌肿的退缩，癌细胞逆转成正常细胞，最终抑制肿瘤生长的方法，我们称为"健脾益气用药式"。

常用的健脾益气药物如人参、西洋参、太子参、党参、黄芪、白术、炙甘草之类。代表方剂如四君子汤、补中益气汤、健脾益气通脉方等。

附方

（1）四君子汤：方出《太平惠民和剂局方》，药由人参（或党参）、白术、茯苓、炙甘草组成，以其健脾益气，养胃之功，而用于脾胃气虚，语言轻微，全身乏力，舌质淡，苔薄白，脉细弱或沉缓之候。方中主以人参补中益气，健脾和胃；白术健脾燥湿，以资运化之功；茯苓渗湿，辅白术以健脾；甘草和胃，佐人参以益气。四药合用，共成益气健脾和胃之功。是方补气与健脾法同施，以培补后天之本之用，而达安和五脏之功。

（2）补中益气汤：药由黄芪、人参（或党参）、白术、当归、陈皮、柴胡、升麻、炙甘草组成。方出《脾胃论》，以甘温诸药为主组成，用以治脾胃虚弱、气血虚损所生之大热，故称之为"甘温除大热"法。乃李东垣宗《黄帝内经》"劳者温之""损者益之""温能除大热"之论而立方，且有众多的加减法。方中芪、参、草是清除湿热所致烦热的要药；当归和血脉；陈皮理气，升清降浊；白术甘温除胃中湿热；升麻、柴胡，一升举下陷的清气还于脾胃，一升少阳生发之气上煦心肺。李东垣云："内伤脾胃，乃伤其气""伤其内为不足，不足者补之"。赵养葵云："后天脾土，非得先天之气不行，此气因劳而下陷于肝肾，清气不升，浊气不降，故用升柴以佐参芪。是方所以补益后天中之先天也。"由此可知，本方调补中焦之脾胃，益不足之气，故名"补中益气汤"。

（3）健脾益气通脉方：方出自《柳吉忱诊籍纂论》，乃家父吉忱公为心痹者而设方。盖因晚期癌症，多呈阳气衰竭，气血不足而发心痹之候，故治宜益心荣脉，宣通心营。药由红参、白芍、瓜蒌、薤白、柴胡、白术、桃仁、红花、姜黄、泽泻、当归、牛膝、降香、黄芪、香附、炙甘草、生姜、大枣组成。《素问·痹论》云："心痹者，脉不通。"《素问·脏气法时论》云："心病者，胸中痛，胁支满，胁下痛，膺背肩甲间痛，两臂内痛。"《灵枢·厥病》云："厥心痛，与背相控。"由此可见，"心病者""心痹者""厥心痛"，即胸痹也。乃脾肾阳虚，痰浊中阻，阴寒凝滞之证，故有瓜蒌薤白白酒汤、泽泻汤之用，以治其标；脾失健运，而生痰浊，故主以四君子汤以健脾益气而荣心脉，当归补血汤补心营，以治其本。吉忱公综众方之效，而立"健脾益气通脉方"。他药用桃仁、红花、姜黄、降香、香附，乃理气活血、通脉导滞之味，以解痹痛。

第十讲 扶正祛邪用药式

凡能补养人体、增强机能，以提高抗病能力，消除虚损证候的药物，即治疗因虚损而发疾病的药物，称为补虚药，亦称补益药或补养药。有此功效的方法称为补益法，具有此功效的方剂称为补益剂。

所谓虚证，概括起来不外乎气虚、血虚、阳虚、阴虚四种类型。故其药、其法、其方，有补气、补血、补阳、补阴之别。

补虚药（或法或方）不适用于实邪的病情，因有"闭门留寇"之弊。肿瘤病人往往表现为正虚邪实，故临床多采用"扶正祛邪法"，我们称为"扶正祛邪用药式"。

因补气药易产生气滞，出现胸闷、腹胀、食欲不振等症，要适当配伍理气药；补阳药多温燥，易伤阴助火，故阴虚火旺者不宜用，宜选用阴中求阳药；补血药多黏腻，有碍消化，故凡湿浊中阻、脘腹胀满、食少便溏者慎用，宜佐健脾和胃药；补阴药多甘寒滋腻，凡脾胃虚弱、痰湿内阻、腹胀便溏者慎用。而清热解毒、软坚散结、化痰祛湿、活血化瘀、以毒攻毒诸祛邪法，猛浪之用，操之过急，又有伤正及过偏之弊。这种"补虚"不"留寇"、"祛邪"不"伤正"之法，我们称为"扶正祛邪用药式"。采用调达气机之剂，如九味柴胡汤、血府逐瘀汤化裁应用，意在疏导，导邪自息。

附方

（1）九味柴胡汤：方出自《校注妇人良方》，亦载于《寿世保元》，药有柴胡、黄芩、人参、半夏、栀子、龙胆草、当归、白芍、甘草诸味。方由小柴胡汤合龙胆泻肝汤加减而成。小柴胡汤以人参健脾益气，半夏燥湿化痰，柴胡、黄芩疏肝利胆，清利湿热；佐以龙胆泻肝汤清泻肝胆之火，并清解下焦之浊毒。小柴胡汤中大枣甘壅，生姜辛热，与证不利，故去之。而方加乳香、没药，散瘀止痛，消肿生肌。故该方以其扶正解毒散郁之功，以解肝胆湿热壅盛之证，多用于肝胆及妇科肿瘤，及前庭大腺囊肿。

（2）血府逐瘀汤：详见第三讲活血化瘀用药式。

第十一讲　欲降先升用药式

"六腑以通为用"，"泻而不藏"。肠道肿瘤生于腑中，有碍腑道的通畅，阻滞气血水谷的运行，而出现腹泻便下脓血或便秘、腹痛等症状。因此消除肠道肿块，通下腑中污浊、脏毒、病血等病理产物，较为重要。通过各种通下法，以达到通腑祛邪的目的。邪去腑通，肠道的功能才能有恢复的可能。鉴于肠道既属中医的腑，作为功能又属中医的"脾"，盖因脾的运化功能，尚包括胃肠的功能，所以在生理上又有个升降相因的问题。腑气宜通、宣降、泻而不藏；而脾气宜升、藏而不泻。且肿瘤病人多正虚邪盛，如何处理正与邪、虚与实、脏与腑、升与降的问题，是临床首先要把握住的。升非不降，降非不升，此即"欲降先升""欲升先降"自然法则在肿瘤临床中的应用。此法我们称为"欲降先升用药式"，"升"时不妨"通"，"通"时不碍"升"；邪盛、毒壅时，以通下为主，正气虚弱、脾虚气陷时以升提为主。

尤其是直肠癌、乙状结肠癌而见气虚下陷、肛门坠胀、便秘时，宜益气理气，润肠通便之法，予以加味黄芪汤加柴胡、升麻治之。

又如消化道恶性肿瘤，证见往来寒热，胸胁苦满，呕不止，郁郁微烦，心下满痛或心下痞硬，大便不解或湿热下利，舌苔黄，脉弦有力者，宜散火解郁，内泻热结之法，予以大柴胡汤。

附方

（1）加味黄芪汤：黄芪汤，方出自《金匮翼》。药由黄芪、陈皮、火麻仁、白蜜组成。今加柴胡、升麻、当归，而名"加味黄芪汤"。以其益气导滞，润肠通便之功，而用于正虚邪实之肠道肿瘤。黄芪甘温，具生发之性，故有补气升阳之功，具补气生血之效。《本草便读》谓其"炙用则大补中气，有阳生阴长之理。（黄芪）之补，善达表益卫，温分肉，肥腠理，使阳气和利，充满流行，自然生津生血，故为外科家圣药，以营卫气血太和，自无瘀滞耳。"黄芪伍当归，名"当归补血汤"，共成阳生阴长，气旺血生之效。陈皮芳香入脾肺，兼以和肠胃，理气燥湿。《本草求真》云："橘皮味辛而温"，"主脾肺，调中快膈，导痰消滞，利水破癥，宣五脏理气燥湿"，"同补药则补，同泻药则泻，同升药则升，同降药则降，各随所配，而得其宜"。故其同黄芪、当归，尚增其补气益血之功；同升麻、柴胡，一升举下陷之清气还于脾胃，一升少阳之气上煦心肺，俾枢机得调，升降有司，五脏安和，则气机通达，而郁滞之证得解；同麻仁、白蜜润肠通下腑中污浊、脏毒、瘀血，从大便而解，故为肠癌之治方。

（2）大柴胡汤：方出自《伤寒论》，药由柴胡、黄芩、芍药、半夏、枳实、大枣、生姜组成。此乃少阳病兼里实的证治。太阳病传入少阳，而太阳表证已罢，谓之"过经"。若"柴胡证仍在者"，病入少阳，法当和解，不得妄用攻下。若"呕不止，心下急，郁郁微烦者，为未解也"，故与大柴胡汤。虚者补之，实者泻之，此言为医家所共知。方有峻、缓、轻、重之别。凡大满大实，兼有燥屎，非峻剂不能泻，大小承气汤之峻，所以泻坚满也。若非大坚满，邪热甚者，非承气汤类可投也。成无己称"大柴胡汤为下剂之缓也"。故而大柴胡汤主治少阳兼里气壅实证，临床当与小柴胡汤、柴胡加芒硝汤、大承气汤相区别。对其方义，《金镜内台方议》有如下精析："柴胡性凉，能解表攻里，折热降火，用之为君；黄芩能荡热凉心，用之为臣；枳实、芍药二者合用，而能除坚破积，助大黄之功，而下内热，而去坚者；生姜、半夏辛以散之；大枣之甘，缓中扶土，五者共为其佐；独用大黄为使，其能斩关夺门，破坚除热，宣行号令，而引众药共攻下者也。"大柴胡汤，就其少阳病兼里实病机而论，乃为少阳病兼阳明腑实证而设之方，其方当是小柴胡汤合小承气汤、四逆散加减而成，具和解少阳、通下里实之效。小柴胡汤和解少阳以转阳枢，四逆散调和肝脾以转阴枢。因里实已见，去小柴胡汤之参、草之甘缓，以免缓中留邪。而加大黄、枳实乃小承气汤之意，攻泻热结。至于命名，以"小柴胡少阳枢机之剂也"，"四逆散少阴枢机之剂也"，小柴胡汤独治阳枢，故曰"小"，此阴阳二枢并治，故曰"大"。

现代研究表明，大柴胡汤具有抑制腹部皮下结缔组织增生、利胆、排石、保肝、抗炎、解痉、通下、镇静、镇痛、镇吐作用，从而广验于临床，用以治疗胆系急性感染、胆结石、急性胰腺炎、胃炎、慢性肝炎、急慢性阑尾炎、高血压及脑血管意外、鼻窦炎、湿疹、月经病等，尚可治疗肠伤寒、流行性感冒、猩红热、丹毒、疟疾、肺炎等病而具大柴胡汤证者。故大柴胡汤以其调达气机，内泻热结之功可用胃肠道癌症。

第十二讲 阳中求阴用药式

肿瘤中晚期患者，由于病理变化过度消耗、营养摄入不足，尤其是放疗、化疗损害，津液亏损更为突出，阴液的亏损导致体液内环境失常，癌性的病理变化更趋恶化，除相应的全身症状外，则呈阴虚内热、舌红少苔或舌绛无苔等表现。治疗当以滋养阴液、生津润燥为法。常用药物有北沙参、天冬、麦冬、玄参、百合、石斛、玉竹、生地黄、龟甲、鳖甲、花粉、黄精、黑芝麻等。实验证明，麦冬、玉竹、花粉、百合、天冬等均有抗癌、抑癌作用。

凡具有养阴生津作用的药物称为补阴药。然补阴药多甘寒滋腻，易妨胃致滞，故临床多选用阳中求阴之药，如黄精、枸杞子、黑芝麻等，伍以其他补阴药。但众多的养阴药中，少量阴中之阳药是制约不了其滋腻防胃之弊端的，而伍助阳药，又有助火劫阴之弊，不宜选用。故辅之多含胶质的健脾益气生津之药，如皮尾参、西洋参、太子参、党参、白术、桑椹、山药、黄精、肉苁蓉、何首乌等。这样，阳中求阴之补阴药，合补脾益气生津药后，则成"阳中求阴用药式"，就能较好地发挥补阴药的作用，即补而不滞，滋而不腻。

常用的方剂有麻子仁丸、五仁丸、加味补中益气汤。

附方

（1）麻子仁丸：又名脾约丸，方出自《伤寒论》，以其润肠泄热，行气通便之功，而适用于脾约证。即证见肠胃燥热，大便秘结，脘腹胀满，或腹中疼痛之候。该方是一首缓下润肠通便剂，方由小承气汤加麻子仁、杏仁、芍药而成。适用于因津液不足，肠失濡润之胃肠燥热而致大便秘结不通之症。

方中麻子仁，甘、平，入脾、胃、大肠经，有益气健脾之功，且质润多脂，润肠通便为主用药以命汤名。辅杏仁降气润肠，白蜜润燥滑肠。药用大黄泄热去实，厚朴、枳实破结除满，芍药在于养阴和里，缓解腹痛共为佐使药。合而为丸，具有润肠、通便、缓下之功。

本方是润肠药与泻下药同用，润而不腻，泻而不峻，故为缓下之剂。鉴于子类药物益元之功效，而麻仁、杏仁又具补脾肺之功，且质润多脂，故属阳中求阴，从阴引阳之用，故属阳中求阴用药式之剂。

（2）五仁丸：方出自《世医得效方》，药由郁李仁、柏子仁、杏仁、松子仁、桃仁、陈皮组成。以其润肠通便之功，而适用于老年体弱，病后津枯肠燥之便秘者。又因子类药其体润多脂，故为"从阳引阴，从阴引阳"之药，故均有益肾元之功，故有五仁之施。复以陈皮理气导滞，俾气行则大肠传化之功得行。若津亏较甚者，可佐以麻子仁、瓜蒌仁、桑仁以助润肠之力；若兼血虚便秘者，可加当归、肉苁蓉以养血益阴通便。

（3）加味补中益气汤：药由黄芪、人参、白术、陈皮、当归、柴胡、升麻、黄芩、半夏、甘草组成。方出自《寿世保元》，方由补中益气汤合小柴胡汤而成。具有调补脾胃，和解少阳，升阳益气，托邪外达之功，故对劳疟、久疟、疟疾均有良好的效果。临证对肿瘤之低热起伏、不明原因低热而属此证者，用之甚验。

第十三讲　升阳顾中用药式

肠道恶性肿瘤，多由忧思郁怒、饮食不节、久痢久泻、脾失健运、气机不畅、毒邪侵入，湿热蕴结，下注大肠，滞留积聚，凝结成疾。虽然毒邪成积为患，但肠道不单纯属于中医的"肠"，而且部分功能属于脏"脾"的功能。因脾主运化，主升清降浊，若脾虚中气下陷，清阳不升，浊阴不降，易致腹痛，腹泻，胃纳不佳，少气懒言，动作气喘，形体消瘦，甚则低热，自汗，舌淡苔薄，脉细无力，尤其是直肠癌、乙状结肠癌等，所以予以健脾益气、顾护中气法。如补脾胃泻阴火升阳汤，升阳益胃汤。常用药物有黄芪、升麻、柴胡等。

《素问·阴阳应象大论》云："因其衰而彰之，形不足者，温之以气。"堪为甘温以气，顾护中气之理论依据。李东垣认为"人以脾胃中的元气为本"，"内伤脾胃，百病由生"，故力主甘温升阳，补脾益气，制定了补中益气汤、升阳益胃汤、补脾胃泻阴火升阳汤等方。脾气内充，升运于上，则有力地促进了脏腑整体的气机升降，使之成为升降运动的枢纽。同时，这也是维持人体内脏恒定于一定的位置，统摄血液环流营运的重要因素。脾为后天之本，气血生化之源，其中州和调，脾土输运，则"阳舒阴布"，气化有司，五脏安和，生机洋溢。故通过升提固护中气之法，使下陷之中气得复其位。这种首取中州、力主升阳益气健脾，而使水谷之精不断化生，营卫气血逐渐恢复，水津输布日趋恒常，升陷助运，益气、补血、消肿佳效的方法，我们称为"升阳顾中用药式"。

附方

（1）补脾胃泻阴火升阳汤：药由柴胡、炙甘草、黄芪、苍术、川羌、升麻、人参、黄芩、黄连、石膏组成。方出自《脾胃论》，主治饮食伤胃，劳倦伤脾，阳气下陷，阴火上乘之证。方中主以柴胡升下陷之阳气；辅以参、芪、苍术、炙甘草补脾胃；佐以石膏、芩、连泻阴火；唯恐柴胡一味升阳之力不足，故加川羌、升麻以助之。证见纳呆瘦弱，怠惰嗜卧，大便泄泻，乃脾本病；右关脉缓弱乃本脉也；或本脉兼见弦象；本证兼四肢不适，胸胁痛，往来寒热，舌干口苦，淋溲便难，转筋、腹中急痛者，此肝之脾胃病也，当加疏肝药，以疏肝木；脉兼洪大，证兼肌热烦热，面赤等状者，心之脾胃病也，当加泻火之药；若脉兼浮涩，证兼短气上气，喘咳痰盛者，此肺之脾胃病也，当加泻肺及补气之药；若脉兼沉细，证兼善欠善恐等证者，此肾之脾胃病也，当加泻阴火之药。此乃东垣据百病皆从脾胃而生，而立此方。

《证治准绳》称本方为"升阳泻火汤";《张氏医通》称为"泻阴火升阳汤",并用以"治火郁发热"之证。此方亦为虚证的柴胡剂。由补中益气汤衍化而成,内寓小柴胡汤以转枢气机,今亦为"甘温除热"之良剂。

（2）升阳益胃汤:药由黄芪、半夏、人参、炙甘草、白芍、防风、羌活、独活、陈皮、茯苓、泽泻、柴胡、白术、黄连、生姜、大枣组成。方出自《脾胃论》,乃为燥金当令,肺之脾胃病而设方,由补中益气汤衍化而成。主治脾胃受伤,邪热内陷,外反恶风,厥冷脉沉,怠情嗜卧,四肢不收,体重节痛,舌燥口苦,饮食无味,不能消化,大便不调,小便频数,兼见淅淅恶寒,惨惨不乐,面色不和之证。此皆脾土虚弱,传化失宜,阳气不升之象。既不可误认阴寒之证而用热药,亦不可误认为实火而用凉药,而重在升阳。方用柴胡、防风、羌活、独活升阳以燥湿,白术、茯苓、半夏、陈皮益胃以化湿,湿去而阳气升发;黄连以清滞留之郁热;泽泻引导湿热下行而解;加黄芪、人参、炙甘草以补脾肺之气;芍药和营亦制柴胡、防风、羌独辛燥之弊。东垣立升阳益胃汤,以升阳为主,虽名益胃,实是益脾。因脾胃一虚,肺气先绝生化之源,故本病本在脾。因少阳主初阳之生气,故胆气升,十一脏腑之气皆升,本方内寓小柴胡汤,以枢转阳气,故亦为虚证的柴胡剂。

第十四讲　调达枢机用药式

中医认为,肿瘤的形成,多由气滞血瘀,或痰凝湿聚,或热毒内蕴,或正气亏虚,久之则瘀积而成邪毒。邪毒与正气相搏,即表现出肿瘤病人的各种证候。尽管病因病机错综、病情变化复杂,但邪毒结于病人体内是癌肿形成的根本原因。尽管"攻毒"对癌细胞有直接的消除作用,但肿瘤病人的各种症状也是治疗中的关键。根据肿瘤病人因功能失调,枢机不利，临床常见特殊热型证、胸胁症、胃肠症等。应用小柴胡汤及其变方，临证每收卓效。我们称为"调达枢机用药式"。

小柴胡汤为"少阳枢机之剂，和解表里之总方"。少阳内联三阴，外出二阳，为入病之门户，出病之道路。少阳在足为胆，脏腑活动均听从胆的决断；在手为三焦，三焦分属胸腹，是水谷出入的道路，其经脉布膻中，散络于心包，总司人的气化活动，三焦主少阳相火，导引命门原气和胃气分布周身：上焦心肺一气一血，赖宗气之敷布；下焦肝肾一泄一藏，赖元气之蒸腾；中焦脾胃一升一降，赖中气之转输。故《难经》称"三焦为原气之别使，主持诸气"，为"水谷之道路，气之所始终"。《中藏经》称："三焦者，人之三元之气也，三焦通则内外左右上下皆通也，其于周身灌体，和内调外，营左养右，导上宣下，莫大于此。"药虽平和，但具通达枢机，调和表里、寒热、虚实等多方面的功能。

小柴胡汤药由柴胡、黄芩、人参、半夏、炙甘草、生姜、大枣组成。小柴胡汤药仅7味，但药简而力专，配伍则刚柔相济，寓意尤深。足见仲景洞悉药理、谙达药性，其于辨证论治、选药组方，则法度严谨，决非率意而为。且精练朴实，功效直截，尤为我们今天立法组方之规矩准绳。其在临床应用上，只要方证相符，则往往效若桴鼓，故此方多为后世医家所推崇。如清代唐容川，于仲景言外之旨别有会心，其在《血证论》中尝云："此方乃达表和里，升清降浊之活剂，人身之表，腠理实营卫之枢机；人身之里，三焦实脏腑之总管，惟少阳内主三焦，外主腠理，论少阳之体，则为相火之气，根于胆腑；论少阳之用，则为清阳之气，寄在胃中。方取参、枣、甘草以培养其胃；而用黄芩、半夏降其浊火；柴胡、生姜升其清阳，是以其气和畅，而腠理三焦，罔不调治。"唐氏所论，提示了小柴胡汤药物组成之妙。

苦味药：柴胡透达少阳之表邪，黄芩清泻少阳之里热。

二药合用，一解寒热往来、胸胁苦满、口苦咽干之症，二协辛味药，除心烦喜呕等胃肠之候。

辛味药：半夏、生姜二药具有和胃降逆之效，而主治心烦喜呕、不欲饮食之证；并协助苦味药解寒热往来证与胸胁证。

此两类药物相配，乃成辛开苦降之伍，奏升清降浊之效，其寓意深远。尤其是方中柴、芩若无，则很难说是小柴胡的类方，这亦是考证准柴胡剂的先决条件。

甘味药：参、枣、甘草，有生津液、和脾胃之功，其效有三。其一，协和苦辛诸药解除各证；其二，补养元气，扶正固本；其三，调和药性，用甘补之性，以调苦寒克伐之偏，用甘润之体，以制辛燥耗液之弊。

诸药合用，辛、苦、甘三味俱全，则枢机得利，三焦以通，胆气以达，而诸症悉除。且此方之验，除"辛开苦降"之伍，又妙在参甘两味。《医宗己任编》云："养汗以开玄府，犹之参苏饮之人参，助肺气以托邪；桂枝汤之甘芍，和营血以发卫；补中益气之参芪，助升提以散表"，"少阳主三阳之枢，邪入其经，汗、吐、下三法，皆在禁例。然则邪何以祛之，必转其枢机，俾此经之邪，从阴来还之于阴，从阳来还之于阳，以分溃也。然转枢机必赖中气健运，中气健运，其资于人参甘草。"故编者认为，此方中之药，不可随意去之，若妄自加减，必失小柴胡汤制方之本意。

小柴胡汤临床应用极广，涉猎疾病甚多，《伤寒论》中加减应用凡七，变通类方五首；《金匮要略》中一首。后世诸贤宗仲景方药加减出入原则，衍化出众多的类方，今简称"柴胡剂"。验诸临床，而有《柴胡汤类方及其应用》的付梓。

第十五讲　开窍醒神用药式

肿瘤病人出现头痛、呕吐及视觉障碍一起发生时称为"三联症"，是颅内压增高的表现；肿瘤病人出现精神不振、昏睡、嗜睡和神志错乱的表现，提示颅内压增高；脉搏变慢，血压升高，瞳孔散大，也均提示颅内压产生变化。检查眼底，如有视神经乳头水肿，对颅内压增高的诊断，具有重要意义。

中医认为心主神明，邪蒙清窍则神明内闭，神志昏迷。或热陷心包或痰浊阻蔽而致头痛，呕恶，视觉障碍。故对肿瘤病人出现"三联症"，多用开窍、醒神为主要功效的药物或方剂，称为开窍法。

因开窍药多为辛香走窜之性，除以开窍、醒神主治"三联症"外，尚具涤痰软坚、化毒散结、消肿止痛之效，故又有抗肿瘤、延长生命的双重作用。这种以开窍醒神治肿瘤的方法，我们称为"开窍醒神用药式"。常用药物有麝香、冰片、苏合香、石菖蒲等。代表方剂有至宝丹、安宫牛黄丸、紫雪丹、苏合香丸。

安宫牛黄丸、至宝丹、紫雪丹均属清热开窍之剂。前人对此曾做比较，认为安宫牛黄丸最凉，紫雪丹次之，至宝丹又次之。其实三者之异，尚不止此。紫雪的镇痉作用，优于安宫、至宝，而泻火解毒之功不及安宫，豁痰开窍之力不及至宝。三药均属清开之剂，均具清心开窍、清热解毒之用。而苏合香丸则为温开之剂，具温通气机、开窍解郁之施。

附方

（1）安宫牛黄丸：方出自《温病条辨》，药由牛黄、郁金、犀角、朱砂、山栀、雄黄、黄芩、珍珠、冰片、麝香组成。以其清热解毒、开窍醒神之功，主治热病，窍闭，神昏，惊厥等候。病出现窍闭，神昏，惊厥，皆因热毒犯心，内闭心窍所致，故主以牛黄、犀角清营凉血而解毒。辅以黄芩、黄连、山栀清热泻火解毒。麝香、郁金同用，能开窍醒神。配朱砂、珍珠镇痉安神。雄黄辟秽解毒，共为佐使药。本方清热解毒之品较多，所以临床用它治疗温邪化火，热入心包，烦躁神昏以及痰火闭结心窍等证者，疗效颇佳。

（2）至宝丹：方出《太平惠民和剂局方》。药由乌犀屑、玳瑁屑、琥珀（研）、朱砂（研细，水飞）、雄黄（研细，水飞）、冰片、麝香、牛黄（研）、安息香、金箔、银箔组成。以其祛痰开窍、辟秽解毒之功，而适用于痰热内闭，神昏谵语，痰盛气粗，痉厥抽搐等症。方中主以犀角、牛黄、玳瑁清热解毒。辅以朱砂、琥珀、金银箔清脑热，安心神，止痉挛。佐以麝香、冰片、安息香芳香开窍，辟秽化浊。使以雄黄劫痰解毒。诸药合用，共成开窍闭，除秽浊，祛壅痰，解热结之功。

（3）紫雪丹：方出《太平惠民和剂局方》。药由生石膏、寒水石、滑石、磁石、青木香、沉香、玄参、升麻、甘草、丁香、芒硝、硝石、犀角、羚羊角、麝香、朱砂组成。以其清热解毒、镇痉开窍之功，而适用于热邪内陷，高热烦躁，神昏谵语，尿赤便闭，甚至痉厥，小儿热盛，惊痫等症。邪热充斥内外，内陷入心，则见高热烦躁，神昏谵语，甚则痉厥，惊痫。方中主以石膏、寒水石、滑石清泻实火。玄参、磁石滋肾益阴。佐以犀角、羚羊角清心肝热邪，凉血解毒，镇痉；升麻、甘草清热解毒；沉香、木香、丁香、麝香行气开窍；朱砂镇静安神。使以芒硝、硝石泄热散结。具有清热解毒，开窍安神，重镇等作用。

（4）苏合香丸：方出《太平惠民和剂局方》。药由苏合香、安息香、沉香、麝香、丁香、青木香、白术、乌犀角、炒香附、白檀香、朱砂（水飞）、诃子肉（煨）、荜茇、冰片（研）、薰陆香（即乳香）组成。以其温中祛寒、行气解郁、开窍醒脑之功，而适用突然昏倒，牙关紧闭，不省人事，苔白，脉迟，心腹卒痛，甚则昏厥之寒闭证。

第十六讲　化痰软坚用药式

痰，是人体脏腑、器官功能失调，气化失司，气血、津液在病理过程中衍生的病理产物。这些病理产物停留在体内，直接或间接地影响脏腑组织和器官，导致疾病的发生和发展。中医认为，痰浊积聚，凝结蕴久，渐成肿核或肿块（肿瘤），故许多肿瘤病人表现为痰证。这是因脾虚健运失职，水湿不化，津液不布，郁滞不通，便会凝滞而成痰。或由邪热灼津，凝结成痰。且痰在体内，能阻滞气血运行，流窜经络，妨碍脏腑功能，变生诸病。所以在癌肿形成、机体功能紊乱、邪毒尚未暴戾之时，利用化痰法，是治疗肿瘤的一个重要方法。我们称为"化痰软坚用药式"。处理痰的方式主要是运用健脾渗湿法，以杜生痰之源；其次是运用软坚化痰法来软化肿瘤。

现代药理研究显示，许多化痰药有较好的抗肿瘤作用，如昆布对艾氏腹水癌有抑制作用，还可促进病理产物和炎性渗出的吸收，使病变组织崩溃和溶解；海藻提取物有抑制肿瘤作用，且能使肿大之甲状腺缩小；黄药子除有抗菌、抑菌作用外，还能使肿大甲状腺缩小；又如山慈姑为抗瘤谱较广的一味化痰软坚药，其对肝癌实体型、淋巴肉瘤均有抑制作用，能抑制肿瘤细胞的极度分裂，治疗后能使肿瘤组织体积缩小。因此，化痰软坚药，为治疗肿瘤常用药。其常用药物有夏枯草、昆布、海藻、牡蛎、天南星、象贝、山慈菇、瓜蒌、黄药子、瓦楞子、海蛤壳、海浮石、僵蚕、半夏、皂角、白芥子、天葵子等。

痰是脾失健运，气化失司，聚湿而成，或热邪灼津而成。

所以痰即是病理产物，又是致病因素。在治疗时不能孤立地从一个症状来诊断，要通过临床症状，分清痰的性质、部位和疾病的主次，或消其痰，或利其湿，或泄其热，或兼顾之。

本类方剂多以祛痰药组成，佐以软坚散结药验于临床。鉴于寒热燥湿的不同，故方剂有燥湿化痰之二陈汤，清气化痰之清气化痰丸，润燥化痰之贝母瓜蒌散，温化寒痰之苓甘五味姜辛汤。

附方

（1）二陈汤：方出自《太平惠民和剂局方》，药由半夏、陈皮、茯苓、炙甘草、乌梅、生姜组成。以其燥湿化痰、理气和中之功，适用于湿痰证者。本方是治疗湿痰的一首主方。湿痰的形成多因饮食生冷，脾胃不和，健运失常，湿聚为痰。湿痰犯肺，则咳嗽痰多；痰阻胸膈，则气机不畅，以致痞满不舒；胃失和降，胃气上逆，则为恶心呕吐；浊阴凝聚，清阳不升，则为头目眩晕；痰饮凌心，则为心悸。以上见症，皆因痰湿为患。故方中以半夏、陈皮为主药。半夏燥湿化痰，和胃止呕，陈皮理气化痰，使气顺则痰降，气行则痰化。辅以茯苓健脾利湿。因痰由湿生，脾运健则湿自化，湿去则痰自消。甘草健脾和中，而为佐使药。乌梅、生姜为引。诸药合用，使湿祛痰消，气机通畅，脾得健运，则诸症亦随之而解。方中陈皮、半夏二味，用陈久者，则无过燥之弊，故有"二陈"之名。

（2）清气化痰汤：方出自《医方考》，药由陈皮、杏仁、枳实、黄芩、瓜蒌仁、茯苓、胆南星、制半夏、姜汁组成。以其清热化痰、理气止咳之功，主治痰热咳嗽。见痰稠色黄，咳之不爽，胸膈痞闷，甚则气急呕恶，舌质红，苔黄腻，脉滑数之候。本方是为痰热壅肺之证而设。火热犯肺，灼津为痰，痰热互结，阻碍气机，故见咳嗽痰稠色黄，胸膈不快，气急呕恶诸症。治宜清热化痰，理气止咳。方中主以胆南星清热化痰，治痰热之壅闭。辅以瓜蒌仁清肺化痰；黄芩苦寒，善能清肺泻火，两者合用，泻肺火，化痰热，以助胆南星之力。治痰当须理气，故佐以枳实下气消痞；橘红理气宽中，亦可燥湿化痰。脾为生痰之源，肺为贮痰之器，故又佐以茯苓健脾渗湿，杏仁宣利肺气，半夏燥湿化痰。诸药合用，共奏清热化痰、理气止咳之效，使热清火降，气顺痰消，则诸症自愈。

本方系二陈汤加减化裁而成，但君药为胆南星，并臣以黄芩、瓜蒌仁，则变燥湿化痰之方为清热化痰之剂。其去乌梅者，因痰热壅肺，恐其酸收敛邪，故不可用。去甘草者，因其甘缓壅滞，对痰气不利，故可不用。

（3）贝母瓜蒌散：方出自《医学心悟》。由贝母、瓜蒌、天花粉、橘红、茯苓、桔梗等药组成。以其润肺清热、理气化痰之功而适用于燥痰咳嗽。见咳痰不爽，涩而难出，咽喉干燥，苔白而干等候。

本方主治为燥痰。其病以咳嗽痰稠，涩而难出为特征。盖肺为娇脏，喜清肃而不耐寒热，一旦肺受火刑，不但灼津为痰，而且津伤液少，气道干涩，故而痰稠难咳，涩而难出。治当润其燥，清其热，化其痰。方中主以贝母润肺清热，化痰止咳。辅以瓜蒌润肺清热，理气化痰。佐以天花粉润燥生津，清热化痰；橘红理气化痰，使气顺痰消；茯苓健脾渗湿，以杜生痰之源；桔梗宣肺利气，令肺金宣降有权。诸药合用，则肺得清润而燥痰自化，宣降有常则咳逆自止。

（4）苓甘五味姜辛汤：方出自《金匮要略》，药由茯苓、甘草、干姜、细辛、五味子组成。以其温肺化痰之功，而适用于寒饮咳嗽，见咳痰量多，清稀色白，胸膈不快，舌苔白滑，脉滑等候。寒饮乃因阳虚阴盛，气化失司，水饮内停所致。脾阳不足，寒从中生，运化失司，则停湿而成饮。加之肺寒，津失敷布，则液聚为饮。进而肺失清肃，宣降违和，而致咳嗽气逆，痰多清稀，胸膈不快。治当温阳化饮。方中主以干姜以其辛散之性，既温肺散寒以化饮，又温运脾阳以化湿。辅以细辛以其辛散之性，温肺散寒，助干姜散其凝聚之饮；以茯苓之甘淡，健脾渗湿，不仅化既聚之痰，尤能杜生痰之源。佐以五味子敛肺气而止咳，与细辛、干姜相伍，散中有收，散不伤正，收不留邪，且能调和肺司开合之职，俾五脏安和。使以甘草和中，调和诸药。综合全方，温散并行，开合相济，使寒饮得去，肺气安和，药虽五味，配伍严谨，实为温化寒饮之良剂。

第十七讲　主辅配伍用药式

在中医临床用药中，药物的"七情合和"配伍格局，我们称谓"主辅配伍用药式"。

《神农本草经》云："药有阴阳配合……有单行者，有相须者，有相使者，有相畏者，有相恶者，有相反者，有相杀者，凡此七情，合和视之。当用相须相使者良，勿用相恶相反者，若有毒宜制，可用相畏相杀者，不尔勿合用也。"对药物七情内容，李时珍有"药有七情，独行者，单方不用辅也；相须者，同类不可离也；相使者，我之佐使也；相恶者，夺我之能也；相畏者，受彼之制也；相反者，两不相合也；相杀者，制彼之毒也"的论述。所以善用配伍，同样是防治肿瘤的有效方法。

由此看来，药物的配伍得当，对抗癌疗效有着极重要的影响。概括起来有以下几种格局：

1.相类性配伍

相类性配伍是利用它们的共性来增加药效的配伍法。

如：人参配黄芪——补气；大黄配芒硝——泻下通便；附子配干姜——回阳救逆；银花配连翘——清热解毒。以上这些配伍是主客配合的格局。

2.相对性配伍

相对性配伍是将两种性质功效不同的药物配用，包括寒药与热药并用，补药与泻药并用，升药与降药同用，散药与收药同用。这是一种很有意义的配伍，看上去两药处于对立、"相反"的地位，通过相互排斥、斗争，又彼此相成。这种配伍在他们的相反相成中，可以收到其中一味药收不到的效果，这种效果叫"反佐"。

例如黄连苦寒，肉桂辛热，二药合用皆非安神之品，但在治疗失眠心火偏亢之证时，往往用之，名曰交泰丸。方中川连平泻心火，以制偏亢之心阳；反佐小量肉桂，导心火下交于肾，心肾交泰病臻痊可。再如枳实消滞理气以治脾虚食滞，白术补脾益气治腹胀脘痞，一消一补，则补而不滞，消而不散，祛邪不伤正，扶正不留邪，如枳术丸。如消化道肿瘤患者，腹胀较甚者，用枳壳伍白术，可加强理气、消痞、宽中的作用。再如气机不畅、胸闷咳嗽之证，用枳壳下气宽中，桔梗开宣肺气，一升一降，有利于气机通畅，如柴胡枳桔汤。再如干姜温散寒饮，五味子收敛肺气，一收一散，既能散寒化饮又不致耗散肺气太过，收敛得温散则照顾肺气又不致留邪，以治寒饮咳嗽。这是散中收敛、开中有合的配合之妙，如小青龙汤。

3.相辅性配伍

相辅性配伍是一药为主，它药为辅配合以提高疗效的配伍方法。

如半夏配陈皮，由于痰性黏滞，陈皮有行气之功，可助半夏燥湿化痰之用，即化痰结合理气法的应用，如二陈汤。再如木香配槟榔，因木香行气，促进胃肠活动，有助于槟榔行滞化积，增强其导滞通便功效。又如茯苓配桂枝，阳虚不能化水，湿为阴邪，得阳则化，桂枝通阳化气，以增强茯苓化饮利水之功。

4.相制性配伍

相制性配伍是利用一种药物的作用，抑制或消除另一药物的毒性或烈性，或缓和另一药的过偏之性。

如半夏伍生姜：生姜可解除半夏的毒性，增强止呕作用；芫花伍大枣：大枣可缓和芫花对胃肠道的刺激，减少反应，利于逐水；附子伍白芍：白芍防止附子的过燥伤阴之弊；熟地黄伍砂仁：砂仁缓和熟地黄滞腻妨胃之性；乌头伍蜂蜜：蜂蜜可减少乌头热性烈性，并增强乌头止痛作用；石膏伍炙甘草：甘草防石膏寒性伤阳致泻之弊；大黄伍炙甘草：甘草防大黄过下伤正之弊。

马钱子有一定的抗肿瘤作用，但有一定毒性，而配甘草、麻油即可减低其毒性；夏枯草软坚散结而用于抗癌，但量大苦寒戕伐中阳而影响脾胃消化功能，故临床多合大枣、甘草同用，以减少其副作用。

5.其他形式的配伍

（1）就药物气味而论

1）辛甘并用：通过辛甘温补阳气的作用使阳生阴长，称为"辛甘化阳"局。多用于阳气虚弱兼阴液不足之证，代表方剂如桂枝甘草汤。

2）酸甘并用：通过酸甘敛阴滋阴的作用，使阴液渐生或阴液日长而阳亢日消，称为"酸甘化阴"局。多用于阴液不足、阴虚阳亢之证，代表方剂如芍药甘草汤。

3）辛苦并用：通过辛味药开宣胸脘痰湿气滞，苦味药清泄胸脘湿热，使胸脘宽舒，胃气和畅，称为"辛开苦降"局。多用于湿热阻滞胸脘而致痞满呕吐等。如半夏配黄连之泻心汤类、半夏配黄芩的小柴胡汤类。

4）寒热并用：通过热药治其寒，寒药治其热，以治疗寒热错杂之证。称为"寒热并调"局。代表方剂有乌梅丸、黄连汤等。

（2）从药物的作用特点而论

1）滋阴降火：滋阴药与降火药并用，常用于阴虚火旺证。如知母配黄柏。

2）凉肝息风：清热凉肝药与息风药并用。如羚羊角配钩藤。

3）刚柔相济：辛苦温燥药与阴柔寒润药并用。既发挥作用，又不过偏，如真武汤中附子配白芍。

4）动静结合：滋补性守药与通行善行药并用，如补血药与补气药并用，以调气血不和。如当归与熟地黄、川芎与白芍，一动一静。

（3）从脏腑、气血而论

1）脏腑兼顾：根据脏腑关系和证候表现，治脏药与治腑药并用。如食欲不振之胃失纳证，用砂仁开胃治腑；消化不良之脾失运证，用白术健脾治脏。代表方为香砂六君子汤。

2）气血并调：气药与血药并用。如川楝子理气，延胡索化瘀，二者合用名金铃子散，以理气行血止痛；它如补气之黄芪，伍补血之当归，二药合用名当归补血汤。

（4）从证候病位而论

1）上下结合：以治因火热上炎而致的吐衄、便秘。如川连清上炎之火，大黄通下焦之火。代表方剂如泻心汤。

2）表里同用：治表药与治里药同用。如麻黄配石膏。代表方剂麻杏石甘汤。

（5）从治疗方法而论

1）调和营卫：桂枝调卫，芍药和营，代表方剂桂枝汤。

2）补火生土：补骨脂性热而补命门，为壮火益土之药，温脾之配肉蔻，名二神丸，以治肾虚泄泻。

3）补气生血：黄芪配当归的当归补血汤，乃补气生血之伍。

第十八讲 中医外治用药式

肿块是癌症的主要表现，形成的主要原因是枢机不利，或气化失司，致脏腑失和、阴阳失调、气滞血瘀、痰凝毒结。随着癌肿的迅速生长，压迫或侵犯神经末梢或神经干，或并发梗阻，继发感染。尤其是癌症到了晚期，危若风中残烛时，必出现进行性疼痛，甚则产生顽固、持续性剧痛。所以癌痛的主要病机是"虚痛不荣"而致。故宜消肿止痛、扶正祛邪为法。临床采用内服药以扶正固本，局部外治药物以消肿止痛，我们称为"中医外治用药式"。

我们在探索中药外治法对癌痛、癌肿的应用中，经反复使用筛选，取得了较好经验，拟定了"癌敌止痛膏"（又名"康复止痛膏"），形成了具有较理想的消肿止痛、扶正祛邪作用的方剂。其作用原理，是以活血通瘀、软坚散结、益气养阴为法。现代药理研究表明，方中药物可提高细胞免疫和体液免疫功能，从而改善机体的免疫状态，增强机体的抗病能力。促进了将癌细胞逆转成正常细胞的能力，抑制了癌肿的生长，有效地控制或缩小了癌灶。同时，因药物长时间附着在皮肤和患处，或通过渗透到皮下组织内以至病所，而具有扶正祛邪、消肿止痛作用。另外，康复止痛膏又能刺激皮肤的神经末梢感受器，通过神经系统，形成新的反射，从而破坏原有的病理反射联系，达到良好的止痛效果，并可促进体液和内分泌的调节，改善人体组织器官的活动功能，促使疾病向好的方向转归。这是药物通过体表浮络系统的吸纳，继而起到理气导滞、和血止痛作用。

癌症是世界范围内严重地危害人类生命的常见病和多发病，目前尚无理想的疗法。特别是对癌症的疼痛，目前尚主要靠镇痛剂和麻醉剂来解决。癌痛初发时，一般镇痛剂尚能应付一时。时日稍久，则无能为力，而须改用麻醉剂，而麻醉剂又有易成瘾及用量递增的弊病，不是癌肿的最后阶段一般不用。因此癌症病人的最大痛苦即是癌痛的折磨。所以解决癌痛是一个值得研究的临床课题。

近几十年来，柳少逸、蔡锡英与蔡剑前运用自制"康复止痛膏"外敷并按摩治疗癌痛患者，收到了较理想的消肿止痛、扶正祛邪作用，其方药介绍如下：

方药组成：麝香、冰片、乳香、没药、血竭、山慈菇、醋延胡索、黄荆子、蜈蚣、红花油。

用法：将上述药之细末，用70%的乙醇（或白酒）调至适当程度，均匀涂抹于患部皮肤表面，上敷塑料薄膜固定，然后用手在患处轻轻按摩30分钟，仍保留药膏，至下次治疗。8小时1次，此药对皮肤无损害，故可长期使用，少数患者局部有轻微痒感，停药即止。

肿块是癌症的主要表现，形成的主要原因是阴阳失调，气滞血瘀，痰凝毒结。随着癌肿的迅速生长，压迫或侵犯神经末梢或神经干，或并发梗阻，继发感染，尤其是癌症到了晚期，危若风中残烛时，必出现进行性疼痛，甚至产生顽固、持续性剧痛。所以癌痛的控制是晚期癌症病人的一大课题。中医认为，晚期病人正虚标实，故癌痛的主要病机是"虚痛不荣"，故治宜消肿止痛，扶正祛邪为法。

"康复止痛膏"治疗癌痛，属中医外治法范畴，是中医整体观念和辨证论治原则指导下的一种独特治疗方法，可通过外治药物直接作用于机体病变局部，或通过皮肤进入人体内，而到达全身组织和内脏器官发挥治疗作用，若通过经络穴位，则更易渗透吸收直达脏腑而发挥治疗作用。

第十九讲　癌热用药式

临床上大多数肿瘤病人的发热与细菌或病毒感染有关。如果同时有血中白细胞升高，则可用抗生素治疗。感染控制后，发热即退。但是有些病人发热原因不明而且很顽固，用一些退热镇痛剂后体温下降，但不久又发热如故，这种发热通常被称为"癌热"。较常见于恶性淋巴瘤、肝癌、肺癌、骨肉瘤、肠癌、白血病、肾癌等晚期病人，一般是由癌瘤组织坏死，其分解产物被吸收导致的发热。这种慎于用药、戒于轻浮的临床辨证施治用药方式，我们称谓"癌热用药式"。

若突然发热，且恶寒恶风同时发生，用手扪之，手背热于手心者，是外感所致，属表热范畴。用清解药物治疗。

若属"癌热"者，则根据温、热、火不同程度予以辨证施治。温盛为热，热极似火。三者程度不同，其病则一，故此三者均属里热证。根据《素问·至真要大论》"热者寒之"的治疗原则，对由温、热、火所致的里热证皆可应用。其中由于里热证存在气分、血分、脏腑的不同，故治疗里热证的清热剂又相应分为清气分热、清营分热、清热解毒、气血两清、清脏腑热、清虚热等六类用药式。在应用清热药时，要分清主次，区别对待，方能中病。

常用方剂有白虎汤，白虎加人参汤，白虎加地黄汤，犀角地黄汤，黄连解毒汤，龙胆泻肝汤，黄芪鳖甲汤。

附方

（1）白虎汤：方出自《伤寒论》，药由生石膏、知母、甘草、粳米组成。以其清热泻火，生津止渴之功，而适用于热病，见口干舌燥，烦渴引饮，面赤恶热，自汗出，舌苔黄，脉洪大有力或滑数。

阳明热盛，故大热头痛，不恶寒而恶热；热蒸外越，故大汗出；热灼胃中，故大渴引饮；热盛于经，故脉洪大有力。此即一般所谓"四大"见症。由于阳明属胃，外主肌肉，虽内外大热，但尚未至腑实便秘，故既不宜下，亦不宜用苦寒直折更伤其阴。因此，本方主用石膏，以解肌热，泻胃火，清除阳明气分实热；辅以知母清热养阴，二药配合，则清热除烦之作用更强。甘草、粳米和胃养阴，并可缓寒剂之寒，以防石膏、知母寒凉伤胃之弊。本方药虽四味，但方简效宏。气分热得清，则大热、大渴、大汗、脉洪大等诸症自解。因而一般乃将"四大"见症而作为使用本方的依据。

（2）白虎加人参汤：方出自《伤寒论》，药由人参伍生石膏、知母、甘草、粳米组成，水煎至米熟，取汁温服。适用于热在气分而兼气津两亏者。

该方实由白虎汤加人参而成。适用于热病津气两伤之证。盖因人参味甘微苦，微温但不燥，性秉中和，善补脾肺之气，以其大补元气，且能益气生津，故可助白虎汤清热生津之效。

（3）白虎加地黄汤：方出自《中国医学大辞典》。药由白虎汤加生地黄组成，主治白虎汤证而兼有血分热，或兼见发斑、衄血者。

（4）犀角地黄汤：方出自《千金要方》。药由犀角、生地黄、赤芍、丹皮组成。适用于热伤营血之证。热伤营阴，故身热夜甚；热扰心神，故时有谵语；血因热迫，络脉受伤，血溢肌肤，故或发斑发疹；其舌绛而干是热伤营阴之象；身热烦渴是气分仍有热邪。据此，故在治法上宜以清营解毒为主，兼以清泄气分之热，而达气营两清的目的，故立"加味犀角地黄汤"。本方主以犀角清解营分之热毒；因热伤阴液，故辅以玄参、生地黄、麦冬以清热养阴；由于气分之热未尽，故佐以黄连、竹叶、连翘、银花以清泄气分热邪，兼解温热之毒，并可透热于外，使邪热转出气分而解；使以丹皮、赤芍协助主药以清热凉血，并能活血散瘀，以防血与热结，且又可引诸药入心而清热。诸药合用，共奏清营解毒、透热养阴之效。

（5）黄连解毒汤：方出自《外台秘要》。详见第四讲清热解毒用药式。

（6）龙胆泻肝汤：方出自《医宗金鉴》。药由龙胆草、黄芩、山栀、柴胡、当归、生地黄、车前子、泽泻、木通、甘草组成。主治肝胆实火或肝胆湿热之证。为泻肝火、利湿热的代表方剂。肝胆实火上逆，则头痛口苦，目赤肿痛，或耳聋耳肿；肝脉络胁，故为胁痛；肝脉下络阴器，肝经湿热下注，故为淋浊、阴肿、阴痒、带下等症。此皆实火湿热为病，故方中主以龙胆草大苦大寒，泻肝胆实火，除下焦湿热。辅以黄芩、山栀泻火清热，协助龙胆草清泻肝胆实火为辅；木通、车前、泽泻清热利湿，协助龙胆草清利肝胆湿热，使从小便而出。当归、生地黄养血益阴以和肝，共为佐使药。与上药配伍，意在泻中有补，疏中有养，使泻火之药不致苦燥伤阴，亦可防止因肝胆火盛而耗伤阴液，俾去邪而不伤正，俱以为佐。由于肝胆性喜条达，火邪内郁而肝气不疏，故又用柴胡调达枢机，疏畅肝胆之气；甘草调和药性，缓急调中，皆为之使。诸药合用，而有泻肝火利湿热的作用，故凡肝胆实火上逆，或湿热下注所致上述各症而津液未伤之肿瘤者，均可应用此方苦寒清泻。

（7）黄芪鳖甲汤：方出自《卫生宝鉴》。方由小柴胡汤合秦艽鳖甲汤化裁而成，药有黄芪、鳖甲、秦艽、柴胡、地骨皮、天冬、地黄、人参、知母、桑白皮、紫菀、半夏、赤芍、茯苓、桔梗、肉桂、甘草。以其调达枢机，滋阴养血，清热除蒸之功，主治癌肿而见气阴两虚、骨蒸潮热之证。

第二十讲　放、化疗后用药式

在抗癌的过程中需把握时机、病机而辨证施治。如放疗、化疗后，予中药以增效减毒，以对于放疗、化疗后出现的不良反应或症状，采用相应的方药，今称"放、化疗后用药式"。

1. 放疗后不良反应的治法

（1）生津解渴方：西洋参、沙参、太子参、麦冬、五味子、石斛、花粉、芦笋、乌梅、青果、赤芍、甘草、白芍。

此方适用于鼻癌、上颌窦癌、口咽部癌、腮腺混合瘤、喉癌，行根治性放疗后，口腔的涎腺（即唾液腺）受到严重抑制，或功能完全抑制。结果唾液分泌功能严重丧失，病人开始口干、舌燥，津液全无，终日以水或饮料漱口或浸润喉部及口腔。故家父吉忱公立生津解渴方，以养阴生津止渴为法，以治因放疗而致的口渴。

（2）益元荣血方：熟地黄、鹿角胶、肉桂、淫羊藿、肉苁蓉、山萸肉、女贞子、枸杞子、补骨脂、寄生、木瓜、鸡血藤、当归、丹参。

此方适用头颈部肿瘤，如食管癌、肺癌，接受放射治疗后而致的损伤，轻则脊髓水肿产生肢体异常，重则出现肢体麻木或截瘫。有时因放疗致颈部软组织纤维化，局部硬化，压迫或影响臂丛神经，而引起上肢发麻或感觉异常。因"脑为髓海"，主骨生髓，又"精血同源"，故家父吉忱公立益元荣血方以补肾填髓、养血通络为法，以治放疗后而致的肢体麻木、感觉异常。

（3）加味当归芍药方：当归、赤芍、茯苓、桂枝、泽泻、赤灵芝、瞿麦、木通、石韦、红藤、茜草、章鱼墨、芦笋。

此方亦吉忱公所立，主要用于子宫颈癌、直肠癌、前列腺癌、睾丸肿瘤及盆腔肿瘤在放疗时，产生尿频、尿急、尿痛，严重出现血尿。主要是因下腹部放疗时，膀胱、尿道受到放射线照射，使尿路系统的黏膜产生充血、水肿，即所谓的放射性膀胱炎。故立此方以凉血通淋，清热解毒。

（4）清凉敛肠方：黄连、黄柏、白头翁、秦皮、败酱草、白芍、生地黄、血余炭、升麻炭、生地榆、炒槐花、乌梅、三七。

此方用于直肠癌、结肠癌、子宫颈癌、盆腔肿瘤放疗时，出现的大便次数增多，黏液便，肛门和直肠部位有"里急后重"感，这就是放射性直肠炎的临床表现。故吉忱公立清凉敛肠方，以清热凉血，敛肠止泻。

（5）黑将丹、黑倍膏、含漱方：此为吉忱公常用之外治方。黑将丹（蛋黄油、血余炭）用治放射性皮肤损伤。黑倍膏（黑将丹加五倍子、苦参、冰片）用治放射性口腔黏膜损伤。含漱方（苦参、冰片、五倍子、栀子、银花、玄参煎水加冰片少许）治疗放射性口腔黏膜损伤或放射性阴道损伤。

2.化疗后不良反应的治法

（1）康复止痛膏：用于化疗后引起的沿血管走向的疼痛和变硬，属膏摩范畴。方见第十八讲"中医外治用药式"。

（2）柴平汤（小柴胡汤合平胃散）、橘皮竹茹汤加减：治疗化疗引起的消化道反应，见纳食呆滞、恶心、呕吐、腹痛等。

（3）归芪五子方：当归、黄芪、太子参、沙参、女贞子、枸杞子、菟丝子、柏子仁、沙苑子、鸡血藤、紫河车、补骨脂、核桃仁。

在抗癌化疗中，均明显产生不同程度的脊髓抑制作用，引起造血系统功能障碍，致血液中的白细胞减少。临床上除辨证施治外，针对白细胞减少吉忱公而立归芪五子方，以补气养血，益元填髓。

（4）地芪五胶方：生地黄、黄芪、女贞子、山萸肉、大枣、紫河车、鸡血藤、升麻、茜草、龟甲胶、鳖甲胶、骨胶、鹿角胶、阿胶、花生衣。

化疗药物对血小板影响较大，较易引起血小板减少。临床表现为气阴两亏、血亏、气不摄血、血热妄动诸证，则应予以辨证施治。而针对血小板减少症的防治，当以益气养血、滋肾坚阴为法。故吉忱公立地芪五胶方。

（5）三才四胶五子方：天门冬、人参、生地黄、熟地黄、当归、黄芪、阿胶、鹿角胶、龟甲胶、骨胶、紫河车、黑芝麻、枸杞子、女贞子、柏子仁、沙苑子、龙眼肉。

此方亦吉忱公所立，适用于化疗后血小板减少、贫血、白细胞降低等症，为补阴和阳之良剂。

（6）其他：为防止化疗引起的中毒性肝炎，在化疗同时，可配以疏肝利胆、清热利湿中药；若化疗引起泌尿系统的反应时，则用加味当归芍药方。

第二十一讲　手术后用药式

及时手术，目前是现代医学对恶性肿瘤的重要治疗手段。特别是早期癌常可达到根治的目的。但许多癌症病人做了较大的手术后，肿瘤虽然切除了，却导致一些后遗症。对于某些后遗症，应用中药辨证施治可痊愈。称为"手术后用药式"。

如术后出虚汗一症，是手术造成的气阴两虚证，西医学认为是自主神经功能失调所致。证分两端，气虚卫气不固为自汗；阴虚营气不密为盗汗。但术后汗出往往二者没有明显的区分。吉忱公立龙牡二浮汤：浮小麦、海浮石、生黄芪、白术、防风、龙骨、牡蛎、白芍、山萸肉、五倍子、炙甘草。

再如手术后消化功能紊乱而致食欲不振、胃纳欠佳、腹胀、腹痛、大便不畅、舌淡苔白、脉沉细等症，西医认为是由于患者经手术中麻醉、切除等一系列操作，致使术后消化功能受到影响，导致一些消化酶分泌改变而致；中医认为是术后脾虚失运、胃失和降所致，宜健脾益气、和胃降逆为法。予柳氏参芪枳术汤：党参、黄芪、枳壳、白术、砂仁、焦三仙、云苓、陈皮、川朴、内金、木香、甘草。该方实由香砂六君子汤合平胃散、枳术丸加参芪汤而成。

若上证而见舌质光红如镜面、口干、脉沉细而数者，为阴液大伤、胃阴亏乏，则宜养阴益胃为法，予以柳氏三参益胃汤，药由沙参、太子参、玄参、麦冬、生地黄、玉竹、石斛、花粉、生扁豆、炙甘草组成。该方实由《温病条辨》之增液汤加味而成。

第二十二讲　脑瘤用药式

颅内肿瘤（简称脑瘤）是神经系统的常见病、多发病。按病理组织类型可将脑瘤分为以下几种：

（1）神经胶质瘤：占全部中枢神经系肿瘤的40%～50%，其中又可分为：①星形细胞瘤：可起源于脑的任何部分，成人和儿童皆可发生，I级为良性；II级为低度恶性；III级和IV级为渐次趋向恶性。②多形性恶性胶质瘤：成人多位于大脑半球，可类似未分化的星形细胞瘤。③髓母细胞瘤：生长最迅速，是对放射线最为敏感的脑瘤。

（2）脑膜肿瘤：①脑膜瘤：占全部脑瘤的20%。②神经瘤：通常为良性。

（3）胚胎形成的肿瘤：①颅咽管瘤：常为囊性，生长缓慢。②松果体瘤。

（4）间叶肿瘤：①血管母细胞瘤：有家族倾向。②血管肉瘤。网状细胞肉瘤、恶性淋巴瘤均罕见。

脑瘤对人类的健康危害极大，而且治疗特别困难，手术难以彻底切除，复发率高，治疗效果不够理想，故而脑瘤的治疗是目前肿瘤中的最难课题之一。

"脑为髓之海"，由精微物质汇集而成，与脊髓相通，上至脑，下至尾骶。皆精髓升降之道路。故有"诸髓者皆属于脑"之说。而且主要依赖肝肾精血濡养和脾胃运化水谷之精微，输布气血上充于脑。

头痛、眩晕、呕吐、瘫痪，为脑瘤四大主症。发病原因与肝、脾、肾三脏关系甚密。因于肝者，一因性志所伤，肝失疏泄，郁而化火，上扰清窍；一因火盛伤阴，肝失濡养，或肾水不足，水不涵木，导致肝肾阴亏，肝阳上亢，上扰清窍而发病。因于肾者，肾精亏虚，脑髓空虚，失荣而发，或阴虚及阳、肾阳衰微、清阳不展而发。因于脾者，脾胃虚弱，运化失职，聚湿生痰而发。故痰湿内阻、气血郁结、肝风内动与本病的发生、发展关系甚密。

1.痰湿内阻

证见头痛头晕，肢体麻木，半身不遂，舌强、呕吐，语言謇塞，视物模糊，痰多胸闷、苔腻或薄腻，脉细弦或沉滑。治宜燥湿化痰、消肿软坚为法。用温胆汤加减。

2.肝胆实热

证见头痛剧烈，面红目赤，口苦咽干，烦躁易怒、舌红苔少，脉细而弦。治宜清肝泻火为法。用龙胆泻肝汤加减。

3.肝肾阴亏

证见头晕头昏，双目干涩，烦躁易怒，舌红苔黄，脉弦。治宜滋补肝肾。用杞菊地黄汤或一贯煎加减。

4.肝风内动

证见抽搐震颤，语言謇塞，半身不遂，肢体麻木，视物模糊，舌体歪斜，舌薄质红，脉弦或细数。治宜平肝息风。用镇肝息风汤化裁。

5.气滞血瘀

证见头痛头涨，面色晦暗，口干气短，视物模糊，口唇青紫，舌质紫暗，边有瘀斑，脉细涩。治宜活血化瘀。用血府逐瘀汤化裁。

故此，脑瘤的中医治疗以化痰开郁、清热解毒、消肿软坚、滋补肝肾、平肝潜阳、解痉止痛、健脾化湿、活血化瘀为治疗大法。

　　脑瘤临证以本虚标实为主要病机。而以痰、风、瘀、毒为其辨证要点。而中晚期脑瘤往往痰、风、瘀、毒四证并见，且给辨证用药带来很大的困难。于是采用化痰、息风、散瘀、解毒法，以缓其病势。自拟"化痰散结方"：南星、半夏、天竺黄、菖蒲、菊花、龟甲、石决明、牛黄、当归、赤芍、蜈蚣、僵蚕、甘草。

　　待痰、风、瘀、毒证势缓，则予以消肿化瘀、软坚散结法，自拟"软坚散结方"：夏枯草、香附、昆布、海藻、牡蛎、炮山甲、龟甲、蟹甲、浙贝、土元、水蛭、蜈蚣、赤芍、当归、三七、莪术、天葵子、苡米、川芎、细辛、山慈菇，以抗肿瘤，辅"扶正固本用药式"，以扶正祛邪。

附方

　　（1）温胆汤：方出自《千金要方》，药由二陈汤加竹茹、枳实、大枣组成。湿痰的形成多因饮食生冷，脾胃不和，健运失常，湿聚为痰。痰湿犯肺，则咳嗽痰多；痰阻胸膈，则气机不畅，以致痞满不舒；胃失和降，胃气上逆，则为恶心呕吐；浊阴凝聚，清阳不升，则为头目眩晕；痰饮凌心，则为心悸。以上见症，皆因痰湿为患。故方中用半夏、陈皮为主药。半夏燥湿化痰，和胃止呕；陈皮理气化痰，使气顺则痰降，气行则痰化。因痰由湿生，脾运健则湿自化，湿去则痰自消，故配以茯苓健脾利湿，甘草健脾和中。诸药合用，使湿祛痰消，气机通畅，脾得健运，则诸症亦随之而解。方中陈皮、半夏二味，用陈久者，则无过燥之弊，故有"二陈"之名。而二陈汤加竹茹清热化痰，止呕除烦，枳实行气消痰，俾痰随气下，方名温胆，实则清胆和胃除痰，兼以止呕。主治胆虚痰热，虚烦不寐，胸闷，口苦，呕涎等症。今用治脑瘤患者，属于痰热内扰，胃失和降，出现眩晕，心悸，失眠等症。也有用于脑瘤伴有高血压病患者，症见头晕胀痛，胸中烦闷，口干，口苦，舌苔黄腻等痰热症候。

（2）龙胆泻肝汤：方出自《医宗金鉴》，详见第十九讲癌热用药式。

（3）一贯煎：方出自《柳洲医话》，药由生地黄、枸杞子、北沙参、麦门冬、当归、川楝子组成。以其养肝益胃、疏肝理气之功，而适用于肝阴不足，胃液亏耗，而见胸脘胁痛，或呕吐苦水，咽喉干燥，舌红少津，脉细弦无力等候。该方由滋养肝胃阴液，再加疏肝利气药所组成。肝为刚脏，性喜柔润条达。肝气不疏，肝胃不和，则发生胁痛、脘痛等症，可用越鞠丸、逍遥散等。初病多效，久病之后，每因肝气不疏，郁而化火，导致肝阴、肝血及胃液耗伤，如再投以上述香燥疏利之剂，不但无效，而且有害。方中重用生地黄、枸杞子滋养肝阴为主药；沙参、麦冬和养胃阴，当归养肝活血而具疏通之性，为辅助药；川楝子疏肝利气，用量较少为使药。如此配伍，可使肝阴得以柔养，肝气自能疏达。对于阴虚血燥，肝气横逆，久患胁痛、胃痛，而见舌红少津，脉象虚弦之候，较为适宜。

（4）镇肝息风汤：方出自《医学衷中参西录》，药由牛膝、生赭石、生龙骨、生牡蛎、生龟甲、生杭芍、玄参、天冬、川楝子、生麦芽、青蒿、甘草组成。以其镇肝息风之功，而适用于肝阳上亢、肝风内动之证，见脉弦劲有力，头目眩晕，时常头痛发热，目胀耳鸣，心中烦热，经常嗳气，或肢体渐觉不利，或口眼㖞斜，面色如醉，甚或眩晕跌仆，昏不知人，移时始醒，或醒后不能复原，或肢体痿废，或成偏枯之候。因为肝肾阴亏，肝阳偏亢，阴阳失调，气血逆乱，则肝阳化风，上冲于脑，引起头目眩晕，目胀耳鸣，脑中热痛；若肝阳过亢，血随气逆，并走于上，则见面赤如醉；如阻滞经络，则出现眩晕跌仆、不省人事，或肢体活动不灵或半身不遂等症状。脉弦为肝之主脉，脉弦劲有力为肝阳亢盛之征。方中重用牛膝、赭石引血下行，平降逆气；龙骨、牡蛎、龟甲、杭芍潜阳摄阴，柔肝息风，是主要组成部分。玄参、天冬滋阴清火，协助主药以制阳亢；至于青蒿、麦芽（本方麦芽用生，取其疏肝作用）、川楝子以疏肝理气，针对肝喜条达之性，因势利导；甘草以缓急和中。这些辅助药，能泄肝、调肝、缓肝，有利于肝阳之平降。

（5）血府逐瘀汤：方出自《医林改错》，药由当归、生地黄、牛膝、红花、桃仁、柴胡、枳壳、赤芍、川芎、桔梗、甘草组成，以其活血行瘀，理气止痛之功，而适用瘀血内阻证，见头痛胸痛，内热烦闷，呃逆干呕，失眠心悸，急躁善怒，并见面、唇色暗，舌质暗红，或舌边有青筋瘀斑，脉弦迟或细涩者。本方是以桃红四物汤与四逆散（枳壳易枳实）合方，再加桔梗、牛膝而成。桃红四物汤活血祛瘀；四逆散疏肝解郁；加桔梗开胸膈之气，与枳壳、柴胡同用，尤善开胸散结，牛膝引瘀血下行，一升一降，促使气血更易于运行。配合组方，不仅适用于血瘀所致的上述病症，并可作为通治一切气滞血瘀之方。

第二十三讲　胃癌用药式

胃癌的主要临床表现是胃脘痛、纳呆、腹胀、恶心、呕吐、形体消瘦。其主要病机是痰气交阻，瘀毒内阻，脾胃虚弱。

1.痰气交阻

进食不畅、呕恶多夹黏液，胸脘胀满或有隐痛，口淡无味，食欲不振，舌苔白腻，脉弦或滑。治宜化痰理气，软坚散结为法。方用柴平汤加味。

2.瘀毒内阻

胃脘痛或刺痛、灼热、心下痞块胀满拒按，或见呕血，便干色黑，口渴思饮，五心烦热，舌质紫暗，或舌有瘀点或瘀斑，苔少或苔黄，脉沉细而数。治宜清热解毒，凉血去瘀为法。方用普济消毒饮加味。

3.脾胃虚弱

胸脘胀满，心悸气短，面色萎黄或苍白，大便溏薄，腹胀纳少，口淡无味，舌苔薄白，质淡，脉细。治宜益气健脾，和胃通痞为法。方用香砂六君子汤加味。

胃癌根据其临床表现，属中医"噎膈""反胃"范畴。本病多因长期饮食不节、情志抑郁，而致痰火交结，气滞血凝而成。治疗当主以行气活血，清火散结为大法。但中晚期胃癌多以恶心、呕吐、腹胀、纳呆为主要特点。此时当如治水一样，对于来势凶猛的气机逆乱之势，不可用上述诸法，也不可强用降逆止呕法，应当避其锋芒，采取分导引流的方法，即"胃以和为顺"。

故临床采用"理气导滞用药式"——理气导滞法。拟理气导滞方：柴胡、黄芩、党参、制半夏、木香、厚朴、枳壳、玫瑰花、砂仁、大腹皮、甘草、生姜。

该方实由小柴胡汤合香砂六君子汤加味组成。主以小柴胡汤调达枢机，扶正祛邪；合入香砂六君子汤、枳壳、厚朴、大腹皮、玫瑰花，以健脾和胃，理气导滞。于是枢机得调，胃肠得和，而收效于预期。

待标证缓解，再予以其他用药式而辨证施治。

附方

（1）柴平汤：方出自《内经拾遗方论》，方由小柴胡汤合平胃散组成。适用于柴胡证而兼脾胃虚弱、湿浊内停之证，即柴胡证俱，伴肢体倦怠，肌肉烦痛，脉弦或沉，苔白而腻。本方是一首治疗柴胡证兼寒湿停滞的有效方剂。具和解少阳、开达膜原、理脾和胃之功。

验诸临床，对于乙型肝炎、甲型肝炎、胃窦炎、溃疡病及胃癌、食道癌等消化系统疾病，具有湿浊内停之证者，皆可应用。

（2）普济消毒饮：详见第四讲清热解毒用药式。

（3）香砂六君子汤：方出自《太平惠民和剂局方》，药由四君子汤合二陈汤，加木香、砂仁而成。四君子汤药由人参、白术、茯苓、甘草组成。方中人参主以补中益气，扶脾养胃；白术健脾燥湿，以资运化之功；茯苓司气化，渗湿以强脾；甘草佐人参以益气。四药共成补气健脾，强脾胃之功。二陈汤药由半夏、陈皮、茯苓、甘草组成。方中半夏燥湿化痰，和胃止呕；陈皮理气导滞，化痰降逆；佐以茯苓健脾利湿，甘草健脾和中。诸药合用，俾湿祛痰消，气机通畅，脾健胃和，诸症则随之而解。再合入木香、砂仁二味，增其芳香化浊之效。于是香砂六君子汤以其和胃畅中之治，而适用于胸中痞闷，嗳气呕哕，脘腹胀满，或见腹痛肠鸣便溏之候。故为胃肠等消化道肿瘤常用之方。

第二十四讲　肺癌用药式

肺癌是原发性支气管肺癌的简称。近几年发病率逐年上升，是最常见的肿瘤之一。

1.病理分类

按病理可分为以下几种：

（1）鳞癌：占肺癌的40%～60%，分高分化及低分化鳞癌，后者的恶性程度高。

（2）腺癌：占肺癌的20%～40%，大部分为周围型，局部侵犯和远处转移较多。

（3）细支气管肺胞癌：癌细胞来自细支气管上皮可能性大。病灶常散于一侧或两侧肺内，是单个或多个结节或呈弥漫性肺炎样浸润，可伴有胸腔积液。本型占肺癌发病率的2%～5%。

（4）未分化癌：可分为小细胞癌、大细胞癌、巨细胞癌几种。小细胞癌约占肺癌的10%。此类型癌，有时也包括鳞癌或腺癌，伴有大量分化不良细胞的病例在内。

其他肺癌中还有混合型癌、类癌。

2.主要症状

肺癌的症状可分为局部和全身两种。早期主要是肺部以外的表现，如全身乏力、骨及关节肥大。肥大性骨关节病的表现常为对称性、游走性，而关节可有红、肿、热、痛及活动受限。此外还有杵状指、皮肤瘙痒性皮疹、皮肌炎、肌肉萎缩、糖尿病、下肢浮肿，男性可表现乳房肥大、睾丸萎缩等。

肺癌的局部症状主要有：

（1）咳嗽：约55%的病人首发症状是咳嗽。肺癌在支气管管壁浸润发展时，典型的表现为阵发性刺激性呛咳，无痰或仅有少量白色泡沫样黏痰，咳嗽不易控制。周围性肺癌可以不咳嗽。

（2）血痰或咯血：病人以血痰为首发症状，间断性反复少量血痰，因血痰常来自肿瘤区，混有癌细胞，此时将痰做癌细胞学检查，检出率较高。

（3）胸痛：病人主诉为胸痛，早期胸痛较局限，随着肿瘤增大和侵犯胸膜则胸痛明显、固定并持久。

（4）呼吸困难和气急：肿瘤阻塞气道，支气管感染水肿和痉挛，胸腔积液都可发生呼吸困难。

（5）发热：可由于支气管阻塞感染引起，也可由癌症本身引起，后者用抗生素治疗无效，用保太松或消炎痛后可退热或转为低热。

（6）其他症状：如肿瘤或纵隔转移性淋巴结压迫上腔静脉和奇静脉时，可产生头晕、眼花、胸闷气急和头颈部浮肿等症状。

3.证候类型

咳嗽、血痰或咯血、胸痛、呼吸困难、发热是肺癌五大体征。多由痰热壅盛、阴虚毒热、气滞血瘀、肺肾两虚而致。

（1）痰热壅盛：咳嗽痰多，或咳痰黏稠，胸痛气急，发热，口渴，便秘，苔黄腻或薄黄，脉细数。治宜清热化痰，软坚散结为法。用海藻玉壶汤化裁。

（2）阴虚毒热：咳嗽少痰，或干咳无痰，咳时胸痛，气短，动则气促，语言声微，甚则心烦发热，口干，舌红或舌质红绛，舌苔光剥，脉细数。治宜养阴生津，清肺化痰为法。如用清燥救肺汤化裁。

（3）气滞血瘀：咳嗽不畅，胸闷不舒，咳痰不爽，胸痛彻背，有时痰中带血，气急，便秘，头晕头涨，苔薄腻或黄腻，舌质紫暗或舌有瘀斑点，脉细弱或细涩。治宜行气宽中，活血止痛为法。用血府逐瘀汤或越鞠丸。

（4）脾肾两虚：咳嗽胸闷，气急，动则气促，面色㿠白，腰背酸软，气虚乏力，形寒肢冷，苔薄白，脉细。治宜益气健脾，温补脾肾为法。用补中益气汤、金匮肾气丸等。

"肺为娇脏"，"肺为贮痰之器"，又为五脏六腑最高的脏器。"肺叶百莹，谓之华盖"，"虚若蜂窠"，"得水则浮"，"热而复沉"。故决定了临证不能多用峻猛的攻坚破瘀之药，当用化痰软坚、益气生津之药。化痰则肺得以肃降，软坚则瘤得以消削，益气生津则肺气得宣。故临证采用"培补先后天"用药式，行化痰软坚、益气生津法，以控制肺癌发展，而不采用峻猛的攻坚破瘀用药式，此即"损刚益柔"原理的演用。"损刚益柔"是根据"肺为娇脏"而言，故采用"培补先后天用药式"。

柳氏化痰软坚方：山慈菇、败龟甲、煅鳖甲、太子参、山海螺、牡蛎、血余炭、夏枯草、全瓜蒌、浙贝、枸杞子、女贞子、旱莲草、甘草。方中化痰软坚药有山慈菇、山海螺、煅鳖甲、牡蛎、浙贝、夏枯草、全瓜蒌；益气生津药有太子参、枸杞子、女贞子、旱莲草、甘草。血余炭苦、平，以其止血散瘀之治，可疗肺癌咯血之候。

附方

（1）海藻玉壶汤：方出自《外科正宗》，药由海藻、贝母、陈皮、昆布、青皮、川芎、当归、连翘、半夏、甘草节、独活、海带组成。以其化痰散结，理气散结，滋阴泻火之功，而适用于瘿瘤初起，或肿或硬，或赤或不赤，但未破者，或甲状腺功能亢进，脂膜炎，乳腺增生，淋巴结核，结核性腹膜炎，多发性疖病，及以痰瘀为证的肿瘤患者。

（2）清燥救肺汤：方出自《医门法律》，药由生石膏、人参、沙参、桑叶、麦冬、胡麻仁、杏仁、炙杷叶、阿胶、甘草组成。以其清肺润燥之功，而适用于燥热伤肺，头痛身热，干咳无痰，气逆而喘，咽喉口鼻干燥，心烦口渴，舌干无苔之候。本方是治肺气虚燥郁咳之剂。燥热伤肺，津液被灼，以致肺阴受损，肺失肃降，故见气逆咳喘，干咳无痰，咽燥口渴，舌干无苔等症。此时既不能用辛香之品，以防耗气，亦不可用苦寒泻火之品，以防伤气，当以甘寒为主。方中用石膏、麦冬甘寒清肺燥，润肺津；桑叶、杏仁、炙杷叶宣肺化痰止咳；阿胶、麻仁养肺阴；人参、甘草益肺气。诸药合用，既能清燥热，又能养气阴，而成为治疗燥热伤肺的主要方剂。

（3）血府逐瘀汤：详见第三讲活血化瘀用药式。

（4）越鞠丸：详见第二讲理气导滞用药式。

（5）补中益气丸：详见第九讲健脾益气用药式。

（6）金匮肾气丸：详见第一讲扶正固本用药式。

第二十五讲　肝癌用药式

原发性肝癌是临床常见的恶性肿瘤之一。临床症状有：①肝区疼痛，右胁部、右上腹部疼痛，呈间歇性或持续性钝痛、胀痛或刺痛，肝包膜下肿瘤结节的破裂出血可引起剧烈疼痛，有时甚至呈急腹症表现；②食欲减退，消瘦乏力；③发热，时间无规律，有时高达38～39℃，抗生素治疗及一般退热剂无效；④出血，晚期肝癌或伴有严重肝硬变者常有鼻衄、齿衄、吐血、便血或皮下出血；⑤由于肝癌细胞可合成某种类似内分泌腺激素样物质，可使病人出现低血糖症、红细胞增多症、类白血病反应、高血钙症、淀粉样沉积症及男性乳腺发育症等。

肝癌常见体征有：①肝肿大，质硬，呈结节状，在肋下或剑突下常可扪及；②黄疸，皮肤瘙痒；③腹水，常为晚期表现，呈黄色或血性；④肝硬变体征常可见肝掌、蜘蛛痣、腹壁静脉怒张等。

中医学认为本病属"癥瘕""积聚""肝积""肝着""膨胀""黄疸"等范畴。认为本病由情志抑郁、气机不畅、气滞血瘀而成，以"正气不足""邪气留滞"两大病机为主。

1.肝气郁结

胸胁胀满，食后胀甚，胁下疼痛，胃纳呆滞，时有恶心，疲倦无力，下肢浮肿，苔腻，脉细弦或细濡。治宜疏肝解郁，健脾化湿为法。用逍遥散，小柴胡汤类方化裁。

2.气血瘀滞

胁下积块，胀痛不适，肢倦乏力，面色黧黑，形体消瘦，舌苔厚腻，舌质紫暗，脉细涩或弦细等。治宜活血化瘀，理气散结为法。用血府逐瘀汤、桂枝茯苓丸加减。

3.热毒内蕴

发热烦渴，胁下刺痛，黄疸加深，大便秘结，小便短赤，齿衄，或便血，舌苔黄腻而干，脉弦数。治宜清热解毒利湿为法。用黄连解毒汤、龙胆泻肝汤等加减。

4.肝胆湿热

面目身黄，发热，两胁胀痛，口苦便干，舌质红，苔黄腻，脉弦数。治宜清利肝胆湿热为法。用茵陈蒿汤、龙胆泻肝汤、大柴胡汤等加减。

5.气阴两虚

阴虚内热，低热不退，精神疲倦，动辄汗出，口干津少，舌光苔少，脉细无力。治宜益气养阴生津为法。用生脉散、一贯煎、大补阴丸、加减复脉汤等加减。

按中医学"积聚""癥瘕"之形成，与体内的"正气不足""邪气留滞"两大病机有关，药物的作用是促进机体恢复正气，驱除病邪。任何疾病的发展，主要是看机体内部正与邪的斗争。若正气胜，则疾病就会趋向好转。反之，则疾病严重恶化。所以我们在辨证用药时，必须掌握扶正与祛邪的辨证运用关系。"肝主疏泄"，"体阴而用阳"，"罢极之本"，疏泄太过易伤肝阴，故在肝癌的治疗中，把握扶正与祛邪的分寸尤为重要。如肝气郁结证用逍遥散、小柴胡汤，气血瘀滞证用血府逐瘀汤，药物配伍则是运用"刚柔相济"配伍法。即使是热毒壅盛、湿浊内聚之证在应用清热解毒、利湿等法时，也不能忽视扶正的一面。反过来，如果属气阴两虚证，在应用益气养阴药的同时，也必须考虑邪毒留滞而选用祛除病邪的药物。所以在对肝癌的治疗中多采用寓补于攻、寓攻于补法。

如逍遥散，乃为肝郁血虚证而设方，具疏肝解郁、健脾养血之功效。方中柴胡疏肝解郁，当归、白芍补血敛肝，白

术、茯苓、甘草、煨姜健脾和胃，薄荷助柴胡疏肝解郁，合而
成方，则疏中有敛，泄中有补，刚柔相济。它如四逆散，柴胡
疏肝升清，枳壳理气降浊；白芍合甘草，乃芍药甘草汤，酸甘
化阴以荣血。诸药合用，则一升一降，一疏一敛，则成刚柔相
济用药式。

附方

（1）逍遥散：详见第二讲理气导滞用药式。

（2）小柴胡汤：详见第十四讲调达枢机用药式。

（3）血府逐瘀汤：详见第三讲活血化瘀用药式。

（4）桂枝茯苓丸：详见第三讲活血化瘀用药式。

（5）黄连解毒汤：详见第四讲清热解毒用药式。

（6）龙胆泻肝汤：详见第十九讲癌热用药式。

（7）茵陈蒿汤：方出自《伤寒论》，药由茵陈、栀子、大
黄组成。以其清热，利湿，退黄之功，而适用于湿热黄疸，见
身热，面目周身黄如橘色，小便黄赤，大便不畅或秘结，胸腹
胀闷，口渴，苔黄腻，脉弦滑数者。湿与热并，则湿热交蒸，
使热不得外越，湿不得下泄，阻于中焦，脾失健运，肝失疏
泄，胆汁外溢于肌肤，则发为黄疸。因热为阳邪，故黄色鲜明
如橘色。身热，口渴，小便黄赤是湿热之邪亢盛，膀胱为邪热
所扰，气化不利所致。湿热不得出则大便不畅。阳明热盛，则
大便秘结。腑气不通，则胸腹胀闷。湿热蕴结，故舌苔黄腻。
脉象弦或滑数为肝胆热盛之征。方中主以茵陈清热，利湿，退
黄。辅以栀子苦寒泻火通利三焦，使湿热从小便而出；大黄荡
涤肠胃瘀热，使湿热从大便而下。三药合用，以清热利湿，前
后分消，利胆而退黄。故本方是治疗湿热黄疸的基本方。对于
急性黄疸型肝炎、暴发型肝炎、阻塞性黄疸等病，及肝癌、胆
管癌之属于湿热证者，均可使用本方加味治疗。

（8）大柴胡汤：方出自《伤寒论》，药由柴胡、黄芩、芍药、半夏、枳实、大黄、生姜、大枣组成。具和解少阳，内泻热结之功。本方由小柴胡汤和小承气汤加减组成，主治少阳、阳明的症候。邪在少阳，症见寒热往来，胸胁苦满，故用柴胡、黄芩以和解少阳；里有实热，症见心下痞硬或腹满胀痛，大便不解，或挟热下利，故用枳实、大黄以泻热结；芍药一味，配合大黄、枳实等治腹中实痛；配合黄芩、大枣专治热性下利。此外，生姜一味，配合半夏，功能止呕吐；配合大枣，便可和营卫。本方是治疗少阳、阳明并病的主方，故亦是治疗胆囊炎、胆石症及肝胆肿瘤的有效方剂。

（9）生脉散：方出自《内外伤辨惑论》，药由人参、麦冬、五味子组成。以其益气敛汗、养阴生津之功，而用于气津两伤，症见口干作渴，气短懒言，肢体倦怠，眩晕少神，脉虚等候。方中人参补益肺气而生津，麦冬养阴清肺而生津，五味子固表敛肺而生津。此三味，一补，一清，一敛，而且均具生津益阴之功，故适用于肿瘤而具气阴两虚证者。

（10）一贯煎：详见第一讲扶正固本用药式。

（11）大补阴丸：详见第一讲扶正固本用药式。

（12）加减复脉汤：方出自《温病条辨》。方为《伤寒论》之复脉汤（又名炙甘草汤）去桂枝、生姜、大枣，加白芍而成。药由炙甘草、生地黄、白芍、麦冬、阿胶、麻仁组成。以其益心气、补心血、养心阴之功，而适用气阴两虚、血少所致的脉结代，心动悸，短气，舌光少苔，或质干而萎者。方中重用炙甘草甘温益气补中为主药，辅以人参、大枣补气益胃为生脉之本；阿胶、生地黄、麦冬、麻仁补心血，养心阴以充养血脉。于是心悸得制，结代脉得止，脉复如常，故以"复脉汤"冠名其方及类方。

第二十六讲 肠癌用药式

肠道恶性肿瘤属中医"脏毒便血""肠覃""癥瘕""锁肛痔"范畴。忧思郁怒，饮食不节，久痢久泻，脾失健运，气机不畅，毒邪侵入，湿热蕴结，下注大肠，滞留积聚，凝结成积。

热毒壅滞，脾虚湿聚是形成肠道恶性肿瘤的主要病机。

1.主要证候

（1）热毒壅滞：大便次数增多，便时常带脓血和黏液，腹部胀痛，胃纳不佳，苔黄腻，脉细弦或细数。治宜清热解毒，活血消肿为法。

（2）脾虚湿聚：胸闷不适、胃纳欠佳，腹部胀满作痛，大便黏液，时伴脓血，臭秽异常，苔腻或白腻，脉细涩或细濡。治宜健运化湿，消肿解毒为法。

2.治疗方法

运用上述辨证治疗方法，意在理顺脏腑功能，稳定病势。鉴于"六腑以通为用""泻而不藏"的特点。肠道恶性肿瘤生于腑中，有碍腑道的通畅，阻碍气血水津的运行。而出现腹泻便下脓血或便秘、腹痛等症状时，则当务之急是通下，以增加治疗的主动性。通过各种通下法，以达到通腑祛邪目的。邪去腑通，肠道功能才能有恢复的可能。此即"肠癌用药式"，主以清下、温下、润下、下瘀四法。

（1）清下：即清热攻下法，适用于热毒结聚于肠中之证，常用大黄、芒硝等药。代表方大承气汤，小承气汤，调胃承气汤。

（2）温下：即温脾攻下法，适用于寒湿结于腑中便下脓冻之证，常用炮姜、木香等药。代表方大黄附子汤、温脾汤。

（3）润下：即润燥通下法，适用于肠中津少或血亏，或气阴两亏而便秘者，常用生地黄、当归、火麻仁等药。代表方麻子仁丸。

（4）下瘀：即攻逐下瘀法，适用于腹中疼痛固定不移、大便变细等症。常用乳香、没药、当归、丹参、赤芍、莪术等药。代表方活络效灵丹、少腹逐瘀汤。

附方

（1）大承气汤：方出自《伤寒论》，药由生大黄、厚朴、枳实组成。以其峻下热结之功，而适用邪热入里，与肠胃中的糟粕结成燥屎，证见腹部胀满，硬痛拒按，大便不通，或频转矢气，潮热自汗，烦躁谵语，小便利，舌苔黄厚或焦黄燥裂，脉沉实或滑数有力之候。本方是一首峻烈的泻下剂。适用于阳邪入里化热，热盛伤津，实热与积滞壅结于肠胃而成实证。概括起来不外"痞、满、燥、实"四字。"痞"是自觉脘腹有压重闷塞感，脘部按之极硬。"满"是自觉脘腹胀满，按之有抵抗感。"燥"是指肠胃有燥屎与宿食等壅滞不通。"实"是有形实邪，结于肠道见有便秘，或虽下利而腹满仍不减等。治当攻坚破结，荡涤肠胃实热积滞，才能使阻塞于肠胃的热结一鼓荡平。故方主以大黄苦寒泄热攻积，荡涤积滞，以通便缓解腹中实痛之候；辅以芒硝软坚润燥，以缓解肠中热结、燥屎，助大黄泻下；佐以枳实破结行气，导滞消痞；厚朴则宽中下气，除满消胀。四药配合，前二者着重于破结行气，排除肠中的蓄积气体，以使气结散而痞满消。至于四药的用量多少，在临床须根据"痞、满、燥、实"四者的轻重程度而定。

（2）小承气汤：方出自《伤寒论》，药由大黄、厚朴、枳实组成。本方是一首轻下剂。以其轻下热结之功，而适用于热结胃肠，谵语，便硬，潮热，胸腹痞满，舌苔老黄，脉有力或滑而疾数之候。

（3）调胃承气汤：方出自《伤寒论》，药由大黄、甘草、芒硝组成，以其调胃气，缓下热结之功，而适用于热郁阳明经，见恶热，口渴便秘，腹痛拒按，舌苔黄，脉滑数者。并可用于小儿伤食，消化不良之便秘及牙龈肿痛，口臭等症。

三承气汤均为清热泻下剂，适用于阳明腑实证。因具体病情的不同，即"痞、满、燥、实"四证的不同而有别。小承气汤为轻下剂，其证是以"痞满"为主；调胃承气汤为缓下剂，其证是以"燥实"为主；大承气汤为峻下剂，其证是以"痞满燥实"四证俱见。

（4）大黄附子汤：方出自《金匮要略》，药由大黄、附子、细辛组成。属温下之剂。以其温经散寒，通便止痛之功，而适用于阴寒积聚，见腹痛，或胁下偏痛，便秘，肢冷畏寒，舌苔浊腻，脉沉弦而紧之候。本方是温下法的代表方剂，适用于素体阳虚，寒邪内结成实，肠道传送无力而大便秘结不行。治宜温通寒凝而开闭结。故方主以附子温经散寒。辅以细辛温散寒邪，助附子以增强祛除寒邪的作用。鉴于寒实内结，固然需用温药以去其寒，同时需用下药才能去其结，故又佐以大黄泻下通便，性味虽属苦寒，但配伍附子、细辛大热之品，则制其寒性而存其走泄之性。三味合用，共奏温下之功。寒实积滞所致的便秘，非温不能散其寒，非下不能祛其结，故有此温下剂之用。

（5）温脾汤：方出自《千金要方》，药由大黄、附子、干姜、人参、炙甘草组成。以其温补脾阳，攻逐寒积之功，而适用于寒实积滞，见大便秘结或久痢赤白，腹满痛，喜温喜按，手足不温，舌苔白滑，脉沉弦之候。本方实为四逆加人参汤再加大黄所组成，用于脾阳不足，阳气不行，寒积阻结于肠间，以致大便秘结；虚寒久留，积冷不化，脾气虚陷，以致痢不止。此时脾胃阳气不足，而积滞未尽，单纯温补脾阳，则积滞不去，贸然予以通导，又更伤中阳，法宜两顾。故于温补之中佐以导下去积。组成本方之四逆加人参汤，能温补脾阳，再加大黄以泻下除积，由于四逆加人参汤性属温热，可改变大黄苦寒之性，所以本方功专于驱逐寒积，属于温下剂的范畴。

（6）麻子仁汤：方出自《伤寒论》，药由火麻仁、熟大黄、厚朴、枳实、芍药、炒杏仁组成。以其润肠通便之功，而适用肠胃燥热，大便秘结，脘腹胀满，腹中疼痛，或痔疮便秘之候。本方又名脾约麻仁丸，是一首缓下剂，即小承气汤加麻子仁、杏仁、芍药组成。适用于因津液不足，肠失濡润，兼之肠燥胃热而致大便秘结不通。方中麻子仁质润多脂，润肠通便任为主药。辅以杏仁降气润肠，白蜜润燥滑肠。大黄泄热去实，厚朴、枳实破结除满，芍药在于养阴和里，缓解腹痛，共为佐使药。合而为丸，具有润肠、通便、缓下之功。本方是为润肠药与泻下药同用，润而不腻，泻而不峻，故为缓下之剂。

（7）活络效灵丹：方出自《医学衷中参西录》，药由当归、丹参、乳香、没药组成。方中当归、丹参养血补血而通达经脉；乳香、没药活血化瘀，消癥止痛。故适用于气滞血瘀，见癥瘕包块，心腹及肢体疼痛者。

（8）少腹逐瘀汤：方出自《医林改错》，药由当归、赤芍、生蒲黄、炒五灵脂、延胡索、川芎、没药、炒小茴香、肉桂、炒干姜组成。以其活血祛瘀，温经止痛的作用，治血寒瘀滞，见少腹积块疼痛或不痛，痛无积块，少腹胀满，或经期腰酸，小腹胀痛，或月经不调，其色或紫，或黑，或有瘀块，或崩漏兼少腹疼痛等候。

王清任在《医林改错》亦有众多治瘀血之方，其中有血府逐瘀汤，适用于胸中血瘀诸症；通窍活血汤，适用于头面四肢血瘀之症；膈下逐瘀汤与少腹逐瘀汤，则分别主治膈下与少腹血瘀之症，但前者适用于血瘀而偏于热者，后者适用于血瘀而偏于寒者。

下篇　常用抗癌中药药性解

癌症病人常用的中药与常用抗癌中药，是两种不同的概念。前者泛指应用于癌症病人不同证型辨证施治的所有中药，这基本上与各科中医辨证施治用药相同，主要用以调节阴阳、气血、脏腑、经络等辨证施治的中药。后者是专指具有一定抗癌作用的中药，它包括目前已经被现代科学研究证实有一定抗肿瘤、抑制癌细胞生长作用的中药，还包括广大中医临床实践中证明对癌症病人有效的药物，或称"辨病施治用药式"。这是治疗癌症中的两支"友军"。

在肿瘤的治疗中，基本上是按照中医理论，根据癌症早期、中期、晚期的不同证型及患者的全身情况，进行中医辨证施治。故其主要是辨证施治用药，同时配以中医临床或现代研究有抗癌作用的药物。在癌症临床治疗过程中，为了达到药简力宏的目的，我们所选药物，除以辨证施药为主体外，还选同时有抗癌功效双重作用的药。这样既达到辨证施治，又达到辨病施药，又具直接抗癌作用。抗癌中药用药比例虽小，但起到一药双用的功效。例如人参补中益脾，又有抑癌作用；大黄攻积导滞，行瘀通经，又对癌细胞有明显的抑制作用。

常用抗癌中药从基原上分三类：

（1）金石矿物类：砒霜、轻粉、白矾、硇砂、硼砂、火硝、雄黄、冰片、樟丹等。多配制丸、散、膏、丹，不作汤剂。主要用于外治法，局部用药有化腐、蚀疮、解毒、消瘤作用。

（2）昆虫动物类：乌蛇、白花蛇、蛇蜕、蜂房、土元、虻虫、全蝎、僵蚕、蜈蚣、地龙、斑蝥、红娘子、芫青、壁虎、蜗牛、鼠妇、石龙子、蟾酥、水蛭、五灵脂、牛黄、麝香、熊胆、猴枣、马宝等。多具攻坚破积、活血化瘀、息风定惊、祛瘀止痛、解毒消肿、滋补强壮、开窍醒神作用。

（3）本草植物类：这是应用最多、最广的一类药物，也是辨证施治的常用药。有抗肿瘤作用的药物有龙葵、白花蛇舌草、肿节风、鸦胆子、长春花、山豆根、苦参、墓头回、补骨脂、汉防己、苡米、猫爪草、重楼、菝葜、知母、白英、马钱子、山萸肉、女贞子、预知子、皂刺、石上柏、莪术、半枝莲、牛蒡子、农吉利、黄药子、瓜蒌、草河车、虎杖、穿心莲等。

按药物的功效分类有以下几类：清热解毒药、软坚散结药、化痰理气药、活血化瘀药、祛湿利水药、消肿止痛药、补虚扶正药等。为了习用方便，仍按传统的分类法介绍。

第一讲　清热解毒类药

1.大黄

始载于《神农本草经》。为蓼科多年生草本植物掌叶大黄、唐古特大黄或药用大黄的干燥根及根茎。

[别名]川军、绵纹、生军。

[产地]大黄分布地区很广，以青海、甘肃、四川为主产区，此外云南、贵州、湖北、陕西等地亦产。

[性味]苦，寒。

[归经]归脾、胃、大肠、肝、心包经。

[功能]泻下攻积，清热泻火、解毒，活血祛瘀。

[应用]本品多用于热毒壅盛，瘀血凝滞的肝、胆管肿瘤，症见右上腹或中上腹饱胀、刺痛等，常与公英、茵陈、郁金、白花蛇舌草、白屈菜、田基黄、九节茶、八月札等配合应用。

用于甲状腺瘤，淋巴肉瘤，黑色素瘤等，则常与夏枯草、香附、赤灵芝、黄药子、山慈菇、天龙、昆布、海藻、胆南星、浙贝等配合应用。

［用量］内服3～12g，外用适量。

［文献摘要］

《神农本草经》："主下瘀血，血闭寒热，破癥瘕积聚，留饮宿食，荡涤肠胃，推陈致新，通利水谷，调中化食，安和五脏。"

《本草纲目》："主治下痢赤白，里急腹痛，小便淋沥，实热燥结，潮热谵语，黄疸，诸火疮。"

《药鉴》："入手足阳明经，酒浸入太阳，酒洗入阳明。通闭结灵丹，驱邪实效方……生用则通肠胃壅结热，熟用则治诸毒疮疡，久不收口。"

《本草正》："大黄欲速者生用，泡汤便吞；欲缓者熟用，和药煎服。气虚同以人参，名黄龙汤；血虚同以当归，名玉烛散。佐以甘草、桔梗，可缓其行；佐以芒硝、厚朴，益助其锐。用之多寡，酌人实虚，假实误用，与鸩相类。"

《本草备要》："其性浮而不沉，其用走而不守……用以荡涤肠胃，下燥结而除瘀热。"

《全国中草药汇编》："泻实热，破积滞，行瘀血……实热便秘，食积停滞，腹痛。"

《本草原始》："泻诸实热不通，除下焦湿热，消宿食，泻心下痞满……下瘀血，血闭，寒热，破癥瘕积聚，留饮宿食，荡涤肠胃，推陈致新，通利小便，调中化食，安和五脏。"

2.金银花

始载于《本草纲目》。为忍冬科多年生常绿缠绕灌木忍冬、山金银花以及同属多种植物忍冬的干燥花蕾。

［别名］银花、双花、二花、忍冬花、二宝花。

［产地］我国南北地均有分布。

［性味］甘，寒。

［归经］归肺、心、胃经。

［功能］清热解毒。

［应用］本品可用于热毒壅盛，痰火互结的鼻咽癌。症见头痛，发热，烦躁，血涕等，常与连翘、龙葵、胡黄连、牛蒡子、苍耳子、石上柏、五倍子、白毛夏枯草等配合应用。

对各种中晚期癌肿患者继发感染，癌性发热等，亦可与连翘、公英、穿心莲、白花蛇舌草、七叶一枝花等配合应用。

此外，本品还常用于外感风热，温热病初起，热毒血痢及疮痈肿毒等症。

［用量］内服9～30g。

［文献摘要］

《本草拾遗》："主热毒，血痢，水痢。浓煎服之。"

《本草纲目》："一切风湿气，及诸肿毒，痈疽，疥癣，杨梅诸恶疮，散热解毒。"

《重庆堂随笔》："清络中风火实热，解温疫秽恶浊邪。"

《本草备要》："甘寒入肺，散热解毒……补虚……疗风，养血止渴……治痈疽疥癣，杨梅恶疮，肠澼血痢，五种尸疰。"

《本草原始》："诸肿毒痈疽疥癣，杨梅诸恶疮，散热解毒。"

《全国中草药汇编》："清热解毒……上呼吸道感染……扁桃体炎，急性乳腺炎……肺脓疡……丹毒，外伤感染，子宫颈糜烂。"

3.连翘

始载于《神农本草经》。为木犀科多年生落叶灌木植物连翘的干燥近成熟果实（青壳）和成熟后的果壳（老翘）。

［别名］青壳、连翘、老翘。

［产地］主产于山西、河南，此外陕西、湖北、甘肃、河

北、山东等省亦产。

［性味］苦，微寒。

［归经］归肺、心、胆经。

［功能］清热解毒，消痈散结。

［应用］本品用于热毒壅盛，心火上炎的咽喉部肿瘤，症见声音嘶哑，舌尖红绛，脉细数等，常与金银花、金果榄、龙葵、石上柏、栀子、黄连、山豆根、板蓝根、马勃等配合应用。

用于痰火互结的甲状腺腺瘤及鼻咽癌、颈淋巴结转移等，症见颈部肿块坚硬、鼻血等，常与夏枯草、香附、昆布、白毛夏枯草、大青叶、野菊花、黄药子等配合应用。

用于各种中晚期肿瘤患者伴有继发感染，出现发热，烦躁，口渴等症，常与金银花、蒲公英、地丁、白屈菜、黄芩等配合应用。

［用量］内服9～15g。

［文献摘要］

《神农本草经》："主寒热，鼠瘘瘰疬，痈肿恶疮，瘿瘤，结热。"

《日华子本草》："通小肠，排脓，治疮疖，止痛，通月经。"

《本草备要》："入手少阴、厥阴气分而泻火，兼除手、足少阳，手阳明经气分湿热。散诸经血凝、气聚，利水通经，杀虫止痛，消肿排脓……为十二经疮家圣药。"

《本草原始》："寒热，鼠瘘，瘰疬，痈肿，恶疮，瘿瘤，结热，蛊毒……主通利五淋，小便不通，除心家客热。"

《药鉴》："主治心热，破瘿瘤……惟翘性凉而轻辛，故能散诸经之客热，而消诸经之痈肿也。"

《全国中草药汇编》："清热解毒，消痈散结"，"咽喉肿痛"，"肾结核，斑疹，丹毒，痈疖肿毒"。

4.蒲公英

始载于《新修本草》。为菊科植物多种蒲公英干燥的带根全草。

[别名] 公英。

[产地] 全国各地均有生产，野生。

[性味] 甘、苦，寒。

[归经] 归脾、胃、肾经。

[功能] 清热解毒，消痈散结。

[应用] 用于热盛血滞的乳房肿瘤，症见乳房肿块，质硬不痛，精神抑郁，胸闷不舒等，常与夏枯草、制香附、八月札、象贝母、山慈菇、五倍子、木芙蓉、瓜蒌皮等配合应用。

用于瘀毒内阻、热毒壅滞的肝癌，症见胁下灼热刺痛，心烦口渴，发热，便秘等，常与银柴胡、虎杖、白花蛇舌草、半边莲、半枝莲、山栀、炙鳖甲等配合应用。

用于痰热恋肺，邪热炽盛的肺癌，或癌肿病人继发感染，症见咳嗽痰多，痰中带血，胸闷胸痛，发热，苔黄，脉数等，常与石韦、山海螺、黄芩、七叶一枝花等配合应用。

[用量] 内服15～30g。

[文献摘要]

《新修本草》："主妇人乳痈肿，水煮汁饮之及封之。"

《本草衍义补遗》："解食毒，散滞气，化热毒，消恶肿结核疔肿。"

《本草备要》："专治乳痈、疔毒，亦为通淋妙品。"

《本草求真》："蒲公英能入阳明胃、厥阴肝，凉血解热，故乳痈、乳岩为首重焉。"

《医林篆要》："治噎膈。"

《本草备要》："化热毒，解食毒，消肿核……专治乳痈、疔毒，亦为通淋妙品。"

5.紫花地丁

始载于《本草纲目》。为堇菜科多年生草本植物紫花地丁的带根全草。

[别名] 地丁、如意草。

[产地] 主产于华东、中南等地区，全国各地均有分布。

[性味] 苦、辛，寒。

[归经] 归心、肝经。

[功能] 清热解毒。

[应用] 本品多用于热毒壅盛，痰火胶结，经络痹涩的中晚期乳腺癌，唇癌，舌癌等，症见肿核破溃，翻花流污浊脓水，红肿焮痛等，常与公英、野菊花、穿心莲、白花蛇舌草、天花粉、瓜蒌皮等配合应用。

此外，本品还常用于疔疮，痈疖，丹毒以及毒蛇咬伤等症。

[用量] 内服10~16g。

[文献摘要]

《本草纲目》："一切痈疽、发背、疔肿、瘰疬、无名肿毒、恶疮。"

《滇南本草》："破血，解痈疽疥癞，九种痔疮，诸多毒症。"

《本草求真》："凉血、消肿毒，敷疮妙。"

《本草原始》："一切痈疽发背，疔肿瘰疬，无名肿毒，恶疮。"

《集效方》："治痈疽发背，无名肿毒，贴之如神。"

6.山茶花

始载于《本草纲目》。为山茶科植物山茶的花。

[别名] 宝珠茶花、红茶花。

[产地] 我国大部分地区均有栽培。

[性味] 甘、苦、辛，凉。

［归经］归肝、心经。

［功能］清热止血。

［应用］本品多用于热毒壅滞，瘀血内阻，滞留积聚的结肠、直肠癌，症见大便次数增多，便时带有黏液脓血，腹部胀痛等，常与生地榆、田基黄、白头翁、白屈菜、凤尾草、水杨梅根等配合应用。

用于气血凝滞，瘀血蕴结，湿聚毒盛的子宫颈癌，出现胸闷不舒，崩漏，白带多等症，常与侧柏叶、延胡索、白英、白蔹、白薇、白屈菜、白花蛇舌草等配伍应用。

此外，本品还可用于血热妄行的吐血、衄血、下痢便血及水火烫伤等症。

［用量］内服3～10g。

［文献摘要］

《本草衍义补遗》："吐血，衄血，肠风下血。"

《百草镜》："凉血，破血，止血。消痈肿……断久痢、肠风下血。"

《全国中草药汇编》："收敛，止血"，"吐血，衄血，便血，血崩；外科治烧烫伤，创伤出血"。

7.牛黄

始载于《神农本草经》。天然牛黄，为偶蹄目牛科动物牛的胆囊结石（少数为胆管中的结石）。人工牛黄为牛胆汁或猪胆汁提取加工而成。

［别名］丑宝。

［产地］全国各地均有生产。

［性味］苦，凉。

［归经］归心、肝经。

［功能］清热解毒，止痉，化痰开窍。

［应用］用于痰热壅滞的颅脑肿瘤以及肿瘤脑转移，症见头痛，喷射性呕吐，视物模糊，惊厥等，常与朱砂、菖蒲、天

竺黄、胆星、远志、羚羊角、水牛角等配制成丸药服用。

用于热毒壅盛,肝阴耗损的中晚期肝癌,症见发热,胁痛,烦躁,神昏,鼻衄等,常与茵陈、夏枯草、白花蛇舌草、半边莲、半枝莲、黄连、山栀、大黄、茵陈蒿、茜草等配合应用。

用于痰毒留经的淋巴肉瘤、黑色素瘤等,症见全身浅表淋巴结肿大,发热,胸闷等,常与黄药子、山慈菇、天葵子、昆布、海浮石、五倍子、象贝母、夏枯草等配合应用。

［用量］内服0.2～0.5g。

［文献摘要］

《神农本草经》:"主惊痫,寒热,热盛狂痉。"

《日用本草》:"清心化热,利痰凉惊。"

《外科全生集》:"横痃,瘰疬,痰核,流注。"

《本草备要》:"清心解热,利痰凉惊,通窍辟邪。"

《本草原始》:"益肝胆,定精神,除热,止惊痫,辟恶气,除百病。清心化热,利痰凉惊。"

8.拳参

始载于《神农本草经》。为蓼科多年生草本植物拳参及其同属植物的干燥根茎。

［别名］紫参、草河车。

［产地］主产于华北、中南、华东等地,全国各地均有分布。

［性味］苦,凉。

［归经］归肝经。

［功能］清热解毒,去湿,散痈肿。

［应用］用于湿热毒盛,下注大肠,积聚停留的结肠、直肠癌,症见腹痛满急,下痢脓血,肛门下坠,胃纳不佳等,常与苦参、田基黄、白头翁、白屈菜、重楼、败酱草、白花蛇舌草、半边莲、半枝莲、虎杖等配合应用。

用于热毒蕴结、痰火上炎的咽喉部肿瘤或鼻咽癌颈淋巴结转移，常与山豆根、七叶一枝花、射干、金果榄、山慈菇、玄参、黄药子、九节茶、夏枯草等配合应用。

［用量］内服 3 ~ 12g。

［文献摘要］

《本草原始》："心腹积聚，寒热邪气，通九窍，利大小便，疗肠胃大热，唾血衄血，肠中聚血，痈肿诸疮，止渴益精。治心腹坚胀，散瘀血。"

《现代实用中药》："内服治赤痢……外用治痔疮及肿疡。"

《中药志》："痈肿瘰疬，蛇虫咬伤。"

《广西中药志》："治肠胃湿热，赤痢，外用治口糜，痈肿，火伤。"

《全国中草药汇编》："苦，微寒"，"清热解毒，凉血止血"。

9.半边莲

始载于《本草纲目》。为桔梗科多年生草本植物半边莲的干燥全草。

［产地］主产于湖南、江西、浙江、四川等省，江南地区多有分布。

［性味］辛，平。

［归经］归心、小肠经。

［功能］清热解毒，利水消肿。

［应用］用于热毒内蕴，瘀血阻滞的肝胆、胰腺肿瘤等，常与七叶一枝花、莪术、三棱、田基黄、白英、白花蛇舌草、栀子、茵陈等配合应用。对肝、胰等肿瘤出现腹水常与白花蛇舌草、半枝莲、虎杖、大腹皮、郁金、茵陈、山栀等配合应用。

用于瘀毒内阻的胃肠道肿瘤，常与八月札、九节茶、石见穿、白英、公英、白花蛇舌草等配合应用。

［用量］内服 10～15g，鲜草 30～60g。

［文献摘要］

《生草药性备要》："敷疮，消肿毒。"

《陆川本草》："治腹水。"

《江西民间草药验方》："治黄疸、水肿、小便不利。"

《岭南草药志》："治单腹膨胀。"

《全国中草药汇编》："辛，微苦，平……清热解毒，利水消肿。"

10.半枝莲

始载于《江苏省植物药材志》。为唇形科多年生草本植物狭叶韩信草的全草。

［产地］主产于江苏、江西、广东等地。

［性味］辛、苦，寒。

［归经］归心、小肠、肺经。

［功能］清热解毒，利尿。

［应用］用于热毒壅盛，滞留积聚的胃肠道肿瘤，常与白英、白屈菜、白花蛇舌草、半边莲、八月札、九节茶、石见穿等配合应用。

用于痰热恋肺，壅遏气机的肺癌，常与白英、白毛夏枯草、白屈菜、白花蛇舌草、鱼腥草、桔梗、沙参、前胡等配合应用。

用于热毒壅滞的肝胆肿瘤，常与茵陈蒿、栀子、虎杖、田基黄、公英、垂盆草、白花蛇舌草、半边莲等配伍。

［用量］内服 10～30g。

［文献摘要］

《南宁市药物志》："清热解毒。治跌打刀伤出血，汤火伤，咽喉肿痛。"

《全国中草药汇编》："微苦，凉……清热解毒，活血化瘀，消肿止痛，抗癌。"

11. 白花蛇舌草

始载于《广西中药志》。为茜草科植物白花蛇舌草的干燥全草。

[别名] 鹤舌草、羊须草、蛇舌草。

[产地] 主产于广东、福建、广西、湖南、江西、四川等地。江南各省多分布。

[性味] 微苦、甘，寒。

[归经] 归胃、大肠、小肠经。

[功能] 清热解毒，利湿消痈。

[应用] 用于热毒壅盛，痰湿交阻的胃肠道肿瘤，常与石见穿、石打穿、苦参、紫参、薏苡仁、白头翁、白英、白屈菜、地榆等配合应用。

用于肝郁化火，热毒内蕴的肝癌，常与茵陈、栀子、郁金、石打穿、石见穿、龙葵、大黄等配合应用。

用于邪毒内蕴、痰热恋肺的肺癌或淋巴肉瘤，常与夏枯草、鱼腥草、穿心莲、香附、浙贝、昆布、白英、白屈菜、白薇、牡蛎等配合应用。

[用量] 内服15～60g。

[文献摘要]

《潮州志·物产志》："治一切肠病。"

《泉州本草》："清热散瘀，消痈解毒。治痈疽疮疡，瘰疬……治肺热喘促，嗽逆胸闷。"

《全国中草药汇编》："甘、淡，凉……清热解毒，利尿消肿，活血止痛。"

12. 鱼腥草

始载于《名医别录》。为三白草科多年生草本植物蕺菜的干燥全草。

[别名] 蕺菜。

[产地] 主产于江苏、浙江、湖南、江西等省，江南地区

均有分布。

　　［性味］辛，微寒。

　　［归经］归肺经。

　　［功能］清热解毒，排脓，利尿。

　　［应用］用于热毒壅盛的肺癌，常与蒲公英、三棵针、七叶一枝花、穿心莲、白花蛇舌草、虎杖、瓜蒌皮、石韦、赤灵芝、佛耳草等配合应用。

　　［用量］内服 15 ~ 30g。

　　［文献摘要］

　　《本草经疏》："治痰热壅肺，发为肺痈吐脓血之要药。"

　　《本草纲目》："散热毒痈肿。"

　　《日华子本草》："敷恶疮白秃。"

　　13. 山豆根

　　始载于《开宝本草》。为豆科多年生灌木植物广豆根的干燥根。均为野生。

　　［别名］豆根。

　　［产地］广西、广东、江西、贵州。

　　［性味］苦，寒。

　　［归经］归肺、大肠经。

　　［功能］清热解毒，利咽喉，散肿止痛。

　　［应用］用于热邪火毒郁滞的咽喉部肿瘤，常与石上柏、白薇、白蔹、白花蛇舌草、半枝莲、半边莲、九节茶、马勃、玄参等配合应用。

　　用于痰热恋肺，热毒壅盛证的肺癌，常与黄芩、石韦、白英、蒲公英、地丁、七叶一枝花配合应用。

　　［用量］内服 6 ~ 10g。

　　［文献摘要］

　　《永类钤方》："治喉中发痈。"

　　《本草汇言》："善除肺胃郁热。"

《开宝本草》："消疮肿毒……发热咳嗽。"

《本草备要》："泻心火以保金气，去肺、大肠之风热。治喉痹喉风，龈肿齿痛，喘满热咳，腹痛下痢，五痔诸疮，解诸药毒。"

《药鉴》："气寒味苦，佐连翘能消热毒，臣甘桔又治咽喉。"

14.马勃

始载于《名医别录》。为低等植物担子菌类马勃科剥脱皮马勃；紫颓马勃干燥的担子果。

［别名］马粪包。

［产地］主产于内蒙古、河北、甘肃、陕西、江苏、湖北、广西等地。均为野生。

［性味］辛，平。

［归经］归肺经。

［功能］清肺利咽，解毒，止血。

［应用］用于邪火郁滞，热毒上炎的咽喉部肿瘤、舌癌等，常与山豆根、金果榄、射干、九节茶、七叶一枝花等配合应用。

用于邪毒犯肺，痰火郁结的肺癌及癌肿转移压迫出现的咳嗽，咯血，声音嘶哑等，常与白花蛇舌草、半边莲、半枝莲、穿心莲、鱼腥草、牛蒡子、板蓝根、苦桔梗等配合应用。

［用量］内服3～6g。

［文献摘要］

《名医别录》："主恶疮、马疥。"

《本草衍义》："治喉闭咽痛。"

《本草纲目》："清肺热咳嗽，喉痹……失音诸病。"

《太平圣惠方》："治咽喉肿痛，咽物不得。"

《本草纲目》："辛，平，轻虚，清肺解热，散血止嗽。治喉痹咽痛，鼻衄失音，外用敷诸疮良。"

15.白头翁

始载于《神农本草经》。为毛茛科多年生草本植物白头翁的干燥根。

[产地] 主产于河北、辽宁、安徽、内蒙古、山西、山东、河南、陕西、吉林等地。

[性味] 苦，寒。

[归经] 归胃、大肠经。

[功能] 清热，解毒，凉血。

[应用] 用于热毒郁滞，湿热蕴结，滞留积聚，凝结成积的结肠、直肠癌，常与木香、苦参、紫参、败酱草、藤梨根、虎杖、重楼、九节茶等配合应用。

[用量] 内服6～15g。

[文献摘要]

《神农本草经》："癥瘕积聚……逐血止痛。"

《药性论》："止腹痛及赤毒痢。"

《伤寒蕴要》："热毒下痢，紫血鲜血者宜之。"

《本草汇言》："凉血消瘀，解湿毒。"

《本草备要》："苦坚肾，寒凉血，入阳明血分。治热毒血痢，温疟寒热，齿痛骨痛，鼻衄秃疮，瘰疬疝瘕，血痔偏坠，明目消疣。"

16.鸦胆子

始载于《本草纲目拾遗》。为苦木科植物多年灌木鸦胆子树的成熟果实。

[别名] 苦参子、鸭蛋子。

[产地] 主产于广东、广西。此外，福建、台湾等省也有分布。

[性味] 苦，寒。

[归经] 归肝、大肠经。

[功能] 清热解毒，治痢截疟，腐蚀赘疣。

[应用]用于热毒壅滞的结肠、直肠癌，常与凤尾草、白花蛇舌草、半边莲、苦参、土茯苓、藤梨根等配合应用。

用于湿聚毒盛的宫颈癌，常与苦参、墓头回、白屈菜、凤眼草、九节茶、苍术、黄柏等配合应用。

[用量]内服每次10~15粒。

[文献摘要]

《本草纲目拾遗》："治痢、痔。"

《医学衷中参西录》："善治热性赤痢，二便因热下血。"

《岭南采药录》："治冷痢久泻，又能杀虫。"

17.红藤

始载于《图经本草》。为大血藤科落叶木质藤本植物大血藤的藤茎。

[别名]大藤血、省藤、大活血。

[产地]主产于江西、湖北、河南、江苏等省。

[性味]苦，平。

[归经]归大肠经。

[功能]清热解毒，活血止痛。

[应用]用于湿毒蕴结，下注大肠，滞留积滞，凝结成积的结肠、直肠癌，常与白花蛇舌草、败酱草、白英、公英、白屈菜、白头翁、紫参、苦参等配合应用。

[用量]内服15~30g。

[文献摘要]

《本草图经》："行血，治气块。"

《中药志》："治肠痈。"

《陕西中草药志》："消肿散结，理气活血。"

《全国中草药汇编》："苦、涩，平……活血通络，祛风除湿。"

18.败酱草

始载于《神农本草经》。为败酱科多年生草本植物黄花败酱、白花败酱的带根全草。

[别名] 败酱。

[产地] 主产于长江流域中下游各省。

[性味] 辛、苦，微寒。

[归经] 归胃、大肠、肝经。

[功能] 清热解毒，消痈排脓，祛瘀止痛。

[应用] 用于热毒壅滞，湿热郁结，下注大肠，滞留积聚，凝结成积的结肠、直肠癌，常与地榆、紫参、银花炭、苦参、九节茶、重楼、白花蛇舌草、半枝莲、半边莲等配合应用。

[用量] 内服6~15g。

[文献摘要]

《名医别录》："除痈肿……结热。"

《日华子本草》："血气心腹痛，破症结。"

《闽东本草》："治痈疽肿毒。"

《全国中草药汇编》："苦、辛，凉……清热利湿，解毒排脓，活血祛瘀。"

19. 白蔹

始载于《神农本草经》。为葡萄科植物白蔹的根。

[别名] 山地瓜、野葡萄。

[产地] 主产于江苏、浙江、安徽、山东等地。

[性味] 苦、辛，微寒。

[归经] 归心、胃、肝经。

[功能] 清热解毒，敛疮生肌。

[应用] 用于热毒壅滞，湿热内阻的结肠、直肠癌，常与马齿苋、白头翁、红藤、生地榆、白英、白屈菜、白花蛇舌草、野葡萄藤等配合应用。

用于肝郁化火，气血凝滞的乳房肿瘤或乳癌溃破，疮口凹陷，流污水等，常与王不留行、蒲公英、生黄芪、九节茶、八月札等配合应用。

[用量] 内服 5~10g。

[文献摘要]

《神农本草经》："主痈肿疽疮，散结气，止痛。"

《日华子本草》："发背、瘰疬、肠风。"

《太平圣惠方》："治瘰疬……结肿寒热。"

《全国中草药汇编》："苦，平……清热解毒，消肿止痛。"

《本草原始》："痈肿疽疮，散结气，止痛除热，目中赤，小儿惊痫温疟，女子阴中肿痛，带下赤白。"

20.七叶一枝花

始载于《神农本草经》。为百合科多年生草本植物蚤休及同属多种植物的根茎。

[别名] 蚤休、重楼。

[产地] 主产于长江流域及南方各省。

[性味] 苦，微寒，有小毒。

[归经] 归肝经。

[功能] 清热解毒，消肿止痛，定惊。

[应用] 用于肺癌，症见咳嗽胸痛，胸闷气急，咳吐黄黏稠痰、血痰等，常与桔梗、石韦、鱼腥草、白英、白薇、蒲公英、黄芩等配合应用。

用于消化道肿瘤，如胃癌，症见胃脘灼热疼痛，心下痞满等，常与参三七、白薇、公英、白英、白屈菜、石见穿、石打穿、白花蛇舌草等配合应用。

用于恶性淋巴瘤，常与天葵子、黄药子、浙贝等配合应用。

[用量] 内服 5~10g。

[文献摘要]

《神农本草经》："热气在腹中……痈疮。"

《日华子本草》："瘰疬。"

《滇南本草》："消诸疮，无名肿毒。"

《本草原始》："惊痫，摇头弄舌，热气在腹中，癫疾，痈疮，阴蚀……瘰疬。"

《全国中草药汇编》："苦、寒，有小毒……清热解毒，消肿止痛。"

21.八角金盘

始载于《本草拾遗》。为小檗科八角莲或八角金盆的根茎或根。

[别名] 八角莲。

[产地] 主产于广西、四川、贵州等地。

[性味] 苦、辛，凉，有毒。

[归经] 归心经。

[功能] 清热解毒，消肿散结。

[应用] 用于乳腺癌，症见乳房肿块坚硬，情志抑郁，烦躁易怒等，常与八月札、九节茶、王不留行、枳壳、制香附、夏枯草等配伍应用。

用于淋巴肉瘤、鼻咽癌等，症见颈部淋巴结肿大，头晕，胸闷，苔腻，脉弦等，常与夏枯草、香附、山慈菇、昆布、五倍子、黄药子等配合应用。

[用量] 内服 6 ~ 9g。

[文献摘要]

《本草拾遗》："瘀血停积……开通壅塞。"

《福建民间草药》："散结活瘀，消瘿解毒……治瘰疬。"

22.三白草

始载于《新修本草》。为三白草科三白草属植物三白草，以根状茎或全草入药。

[产地] 产于中南、西南、陕西、江苏等省区。

［性味］辛，寒。

［归经］归肝、胆经。

［功能］清热解毒，利水消肿。

［应用］用于肝胆湿热的肝癌，症见肝脏进行性肿大，质硬，表面不规则，有间歇性疼痛，甚则出现腹水等，常与大蓟根、白花蛇舌草、半边莲、半枝莲、白英、公英、黄药子、石上柏等配合应用。

［用量］内服10～30g。

［文献摘要］

《新修本草》："主水肿，脚气，利大小便，消痰破癖，除积聚，消疗肿。"

《岭南采药录》："治淋浊，利小便，消热毒。"

《本草推陈》："治火淋，虚淋，黄疸。"

《全国中草药汇编》："甘、辛，寒……清热利尿，解毒消肿。"

23.三颗针

始载于《四川中药志》。本品为小檗科小檗属植物拟豪猪刺、小刺黄连、细叶小檗等之根。

［产地］主产于陕西、甘肃、宁夏、青海、山西等地。

［性味］苦，寒。

［归经］归肺、大肠经。

［功能］清热燥湿，泻火解毒。

［应用］用于结肠、直肠癌，症见大便次数增多，便时带有脓血黏液，腹部胀痛，肛门灼热等，常与生薏仁、败酱草、白英、白头翁、白屈菜、白花蛇舌草、重楼、黄柏等配合应用。

用于肺癌，症见发热，胸痛气急，口渴，便秘等，常与公英、穿心莲、半枝莲、半边莲、地骨皮、石韦等配合应用。

用于肿瘤患者经放疗或化疗后白细胞减少，常与黄芪、赤灵芝、沙参、太子参、当归、女贞子、枸杞子、玄参等益气养阴补血药配伍同用。

［用量］内服15～30g。

［文献摘要］

《分类草药性》："治跌打损伤，劳伤吐血。"

《贵州草药》："解热、利湿，散瘀，止痛，凉血。"

24.板蓝根

始载于《神农本草经》。为十字花科二年生草本植物菘蓝或爵床科灌木状多年生草本植物马蓝的干燥根。

［产地］主产于华东、华北及陕西、贵州等地。

［性味］苦，寒。

［归经］归心、胃经。

［功能］清热解毒，凉血利咽。

［应用］用于咽喉部肿瘤，症见声音嘶哑，咽喉红肿疼痛或口舌糜烂等，常与射干、山豆根、马勃、栀子、公英、地丁、白屈菜、金银花、连翘等配合应用。

肠瘤患者因感受到热毒火邪或化疗、放疗后出现咽喉红肿溃烂等，常与银花、公英、地丁、连翘、天葵子、胡黄连、地骨皮等配合应用。

［用量］内服15～30g。

［文献摘要］

《分类草药性》："解诸毒恶疮，散毒去火。"

《中药志》："清火解毒，凉血止血……咽喉肿痛。"

《全国中草药汇编》："苦，寒……清热解毒，凉血。"

25.大青叶

始载于《名医别录》。为十字花科二年生草本植物菘蓝、草大青，或爵床科多年生灌木状草本马蓝、蓼科一年生草本植物蓼蓝、马鞭草科落叶灌木路边青等的叶或枝叶。

[别名] 蓝靛叶、靛青叶、板蓝根叶。

[产地] 蓼蓝主产于东北、华北等地区。菘蓝主产于华东、华北及陕西、贵州等地。

[性味] 苦，大寒。

[归经] 归心、肺、胃经。

[功能] 清热解毒，凉血消斑。

[应用] 用于颅脑肿瘤，症见头痛，恶心，呕吐，口苦咽干，急躁急怒，舌红，苔黄等，常与大黄、栀子、黄连、黄芩、山慈菇等配合应用。

用于肝癌，症见发热烦渴，胁下刺痛，黄疸，齿龈出血，便血等，常与白毛夏枯草、石上柏、茵陈、栀子等配合应用。

用于口腔咽喉部肿瘤，如声带癌、扁桃体癌，症见咽喉疼痛，声音嘶哑等，常与山豆根、射干、桔梗、龙葵、蛇莓等配合应用。

此外，白血病症见发热，鼻衄等，常与三七、猪殃殃、水牛角、猪蹄甲、仙鹤草、小蓟炭、羊蹄根等配合应用。

[用量] 内服10~15g。

[文献摘要]

《名医别录》："疗时气头痛，大热，口疮。"

《本草纲目》："主热毒痢，黄疸，喉痹，丹毒。"

《本草正》："治瘟疫热毒发狂，风热斑疹，痈疡肿痛。"

《本草备要》："微苦咸，大寒。解心、胃热毒。"

《全国中草药汇编》："苦，寒……清热凉血，解毒。"

26.青黛

始载于《开宝本草》。为松蓝、马蓝、蓼蓝、木蓝、草大青等叶中的色素，经加工制取，干燥而成。

[别名] 靛花、靛沫花。

[产地] 主产于福建、河北、云南、江苏、安徽、四川、

江西等省。

临床上单用青黛治疗慢性粒细胞性白血病有效。

［性味］咸，寒。

［归经］归肝、肺、胃经。

［功能］清热解毒，凉血散肿。

［应用］用于鼻咽癌，症见头痛发热，血涕，颈部肿核等，常与银花、公英、黄连、龙葵、胡连、牛蒡子、夏枯草、山慈菇等配合应用。

用于咽喉肿瘤或放疗、化疗后出现的口腔溃疡等，常与石膏、黄连、山栀、银花、射干、板蓝根等配合应用。

用于肺癌，症见咳嗽痰多，痰中带血等，常与鱼腥草、紫菀、百部、桔梗、海浮石、五倍子、黄芩等配合应用。

也可与猪殃殃、羊蹄根、紫草、白花蛇舌草配合治疗白血病。

［用量］内服1.5~3g。

［文献摘要］

《开宝本草》："发热……下血。"

《本草纲目》："吐血，咯血。"

《简单便方》："治瘰疬未穿。"

《本草衍义》："治恶疮……热痒而痛。"

《本草备要》："色青，泻肝。散五脏郁火，解中、下焦蓄蕴风热。"

27.山海螺

始载于《本草纲目拾遗》。为桔梗科多年生蔓生草本植物的根。

［产地］主产于黑龙江、广西、浙江、江西、福建等地。

本品煎剂灌服家兔对红细胞及血红蛋白有明显的增加作用，对白细胞则有明显的降低作用。

［性味］甘，平。

［归经］归脾、肺经。

［功能］养阴润肺，去痰排脓，清热解毒。

［应用］用于肺癌，症见咳嗽，胸痛，咳痰黏腻，不易咳出，或痰多带血，声音嘶哑等，常与公英、白毛藤、射干、栀子、桔梗、沙参、白屈菜、瓜蒌皮等配合应用。

［用量］内服 15～60g。

［文献摘要］

《本草纲目拾遗》："治肿毒瘰疬。"

《杭州药植志》："肺痈。"

28.马尾连

始载于《神农本草经》。为毛茛科多年生草本植物唐松草属马尾黄连的干燥根茎及须根。

［产地］主产于云南、四川、贵州等省。

［性味］苦，寒。

［归经］归心、肝、胃、大肠经。

［功能］清热泻火，燥湿解毒。

［应用］用于肺癌，症见咳嗽胸痛，痰多黄稠，发热口渴，便难溲赤等，常与公英、黄芩、穿心莲、白花蛇舌草、白英、白屈菜、鱼腥草等配合应用。

用于肝胆、胰腺肿瘤，出现面目身黄，口苦恶心，苔腻，脉滑等，常与茵陈、山栀、公英、白英、重楼、三白草等配合应用。

［用量］内服 3～5g。

［文献摘要］

《本草纲目拾遗》："去皮里膜外及筋络之邪热。"

《新疆中草药手册》："清热燥湿。"

《全国中草药汇编》："苦、寒……清热燥湿，泻火解毒。"

29.栀子

始载于《神农本草经》。为茜草科常绿灌木栀子树的成熟果实。

[别名] 山栀子、红栀子、黄栀子、越桃。

[产地] 主产于湖南、浙江、江西、福建、江苏以及广西、四川等地。

[性味] 苦,寒。

[归经] 归心、肺、胃、三焦经。

[功能] 泻火除烦,清热利湿,凉血解毒。

[应用] 用于肝癌、胰腺癌,症见胸胁灼热,烦躁易怒,目赤肿痛,大便干结,黄疸等,常与大黄、茵陈、郁金、虎杖、赤芍、白屈菜、白英、白薇、白花蛇舌草等配合应用。

用于膀胱肿瘤,症见血尿,尿频,尿急,尿痛或排尿不畅等,常与小蓟、石韦、萹蓄、瞿麦、知母、黄柏等配合应用。

[用量] 内服3～10g。

[文献摘要]

《药性论》:"利五淋,主中恶,通小便,解五种黄病。"

《食疗本草》:"黄疸积热心躁。"

《本草纲目》:"血淋涩痛。"

《本草备要》:"轻飘象肺,色赤入心。泻心、肺之邪热,使之屈曲下行,从小便出,而三焦之郁火以解,热厥心痛以平,吐衄,血淋,血痢之病以息。"

《本草原始》:"五内邪气,胃中热气,面赤,酒疱皶鼻,白癞,赤癞,疮疡。疗目赤热痛,胸心大小肠大热,心中烦闷。去热毒风,除时疾热,解五种黄病,利五淋,通小便,解消渴,明目,主中恶。"

《药鉴》:"利五淋,通小便,除胸中之热甚,止胃脘之热痛。留皮去热于肌表,去皮劫热于心胸。酒炒上行,盐浸下降……因轻浮象肺，因赤色象火，故治至高之气，而泻肺中之火也。"

30.黄芩

始载于《神农本草经》。为唇形科植物黄芩撞去外皮的干燥根。

[别名] 黄金茶根。

[产地] 主产于河北、内蒙古、山西、东北、河南、山东、陕西、甘肃等地。

[性味] 苦，寒。

[归经] 归肺、胃、胆、大肠经。

[功能] 清热燥湿，泻火解毒，止血，安胎。

[应用] 用于肝癌、胆囊肿瘤等，症见黄疸，胁痛，发热，甚则出现胸水，腹水，苔黄腻等，常与大黄、山栀子、龙胆草、茵陈、郁金等配合应用。

用于肺癌，症见发热，咳嗽，气急，胸痛，痰中带血等，常与公英、鱼腥草、白英、白花蛇舌草、半枝莲、半边莲、穿心莲、桑白皮等配合应用。

用于结肠、直肠癌，症见大便次数增多，便时常带有脓血黏液，腹部胀满等，常与黄连、白花蛇舌草、白英、地榆、紫参、苦参、白头翁等配合应用。

[用量] 内服3～10g。

[文献摘要]

《神农本草经》："主诸热，黄疸，肠澼泄痢，逐水，下血闭恶疮疽蚀火疡。"

《本草正》："消痰利气，定喘嗽，止失血……疗肺痿乳痈……大肠闭结，便血，漏血。"

《丹溪心法》："泻肺火，降膈上热痰。"

《名医别录》："疗痰热，胃中热。"

《本草备要》："泻中焦实火，除脾家湿热……酒炒则上行，泻肺火，利胸中气……治上焦之风热，湿热……火嗽喉腥……目赤肿痛……黄明者良。中虚名枯芩，即片芩，泻肺火，清肌表之热。内实名条芩，即子芩，泻大肠火，补膀胱水。上行酒炒。泻肝胆火，猪胆汁炒。"

《本草原始》："诸热黄疸，肠澼泄痢，逐水，下血闭，恶疮，疽蚀，火疡。疗痰热，胃中热，小腹绞痛，消谷，利小肠。女子血闭，淋露下血，小儿腹痛。治热毒骨蒸，寒热往来，肠胃不利，破拥气，治五淋，令人宣畅，去关节烦闷，解热渴。下气，主天行热疾，疗疮排脓，治乳痈发背。凉心，治肺中湿热，泻肺火上逆。疗上热，目中肿赤，瘀血壅盛，上部积血。补膀胱寒水，安胎，养阴退阳。"

《药鉴》："主治诸经实热。中枯而飘者，泻肺火，清痰利气。细实而坚者，泻大肠火，养阴退阳。又枯者除寒湿，去热于肌表。坚者滋化源，退热于膀胱。"

31. 黄连

始载于《神农本草经》。为毛茛科多年生草本植物黄连或同属植物的干燥地下根茎。

[别名] 味连。

[产地] 主产于四川、云南等省。

[性味] 苦，寒。

[归经] 归心、肝、胃、大肠经。

[功能] 清热燥湿，泻火解毒。

[应用] 用于肝、胆肿瘤，症见面目身黄，发热烦渴，胁下刺痛，齿龈出血，便血等，常与茵陈、栀子、莪术、虎杖、马尾连、猪蹄甲、丹皮等配合应用。

用于舌癌、唇癌等，症见咽喉肿痛，发热心烦，舌红苔黄等，常与生地黄、木通、石斛、白薇、金果榄、竹叶等配合应用。

[用量] 内服 2 ~ 10g。

[文献摘要]

《名医别录》："久下泄痢脓血，止消渴，大惊……调胃厚肠，益胆，疗口疮。"

《药性论》："点赤眼昏痛，镇肝，去热痛。"

《药鉴》："以姜汁炒用，则止呕吐，清心胃。且治一切时气，又解诸般热毒、秽毒及肿疮疡，目疾之暴发也。盖黄连得姜汁制，则和其寒而性轻折，且少变其性，引至热处，而使之驯化，正经所谓热因寒用是也。"

《本草备要》："大苦、大寒，入心泻火，镇肝凉血，燥湿开郁，解渴除烦，益肝胆，厚肠胃，消心瘀，止盗汗……治心火生用，虚火醋炒，肝、胆火猪胆汁炒，上焦火酒炒……中焦火姜汁炒，下焦火盐水或童便炒，食积火黄土炒，治湿热在气分吴茱萸汤炒。"

《本草易读》："清心退热，泻火除烦，镇肝凉血，解渴止汗。浓肠胃而止泻痢，开伏梁而泻痞满，解痈疽疮疥之毒，退目痛及眦伤之火。"

32.黄柏

始载于《神农本草经》。为芸香科落叶乔木植物黄蘗树（关黄柏）和黄皮树（川黄柏）除去栓皮的树皮。

[别名] 黄蘗。

[产地] 关黄柏：主产于辽宁、吉林、黑龙江。此外，内蒙古、山西、河北等地亦有分布。川黄柏：主产于四川、贵州、云南、陕西、湖北。此外，湖南、甘肃、广西等地亦有分布。

[性味] 苦，寒。

[归经] 归肾、膀胱经。

[功能] 清热燥湿，泻火解毒，退虚热。

[应用] 用于膀胱肿瘤，症见小便短赤，淋漓不畅，腰际酸楚，下肢浮肿等，常与茯苓、猪苓、苡仁、石韦、半边莲、

半枝莲等配合应用。

用于宫颈癌，症见带多腥臭，崩漏下血，胸闷不适等，常与苦参、凤眼草、重楼、紫草根、白莲须、猪蹄甲、露蜂房等配合应用。

[用量] 内服 3～10g。

[文献摘要]

《神农本草经》："主五脏肠胃中结热，黄疸，肠痔；止泄痢，女子漏下赤白，阴伤蚀疮。"

《珍珠囊》："治肾水。"

《医学启源》："泻膀胱火。"

《濒湖集简方》："治痈疽肿毒。"

《药鉴》："盐水炒之，走少阴而泻肾火也，后人以为补肾者，误矣。"

《本草备要》："苦寒微辛，沉阴下降。泻膀胱相火，补肾水不足，坚肾润燥。"

33.野菊花

始载于《神农本草经》。为菊科多年生草本植物野菊的干燥头状花序。

[产地] 我国各地均有分布。

[性味] 苦、辛，寒。

[归经] 归肺、肝、肾经。

[功能] 清热解毒。

[应用] 用于鼻咽癌，口腔癌，腮腺混合癌等，症见头痛，发热，烦躁易怒，大便干结等，常与山栀、黄连、龙胆草、公英、白花蛇舌草、七叶一枝花等配合应用。

用于肝癌、胰腺癌，症见头痛目赤，头晕目眩，胁肋疼痛，小便短赤或出现黄疸等，常与垂盆草、田基黄、栀子、茵陈、萹蓄、石韦、地锦草、滑石、土茯苓等配合应用。

[用量] 内服 10～15g。

[文献摘要]

《本草汇言》："解天行火毒丹疔。"

《山西中药志》："疏风热，清头目，降火解毒。治诸风眩晕，头痛，目赤，肿毒。"

《浙江中药手册》："消肿止痛，治痈肿疔毒。"

《全国中草药汇编》："清热解毒……防治流行性脑脊髓膜炎……痈疖疔疮。"

34.野葡萄藤

始载于《新修本草》。为葡萄科蛇葡萄属植物蛇葡萄的根皮。

[产地] 主产于我国东北至华南等省区。

[性味] 甘，平。

[归经] 归膀胱经。

[功能] 利尿消肿，清热祛湿。

[应用] 用于膀胱肿瘤，症见小便短赤，间歇性血尿，腰际酸楚，下肢浮肿等，常与萹蓄、凤尾草、白茅根、石韦、生甘草、马尾莲、土茯苓等配合应用。

用于晚期乳腺癌，症见局部破溃翻花、流脓恶臭等，常与藤梨根、公英、白花蛇舌草、半边莲、半枝莲、白屈菜、马尾莲、野菊花等配合应用。

用于肝癌，症见胁肋胀闷，时时恶心，黄疸腹水等，常与三白草、黄药子、山慈菇、茯苓、猪苓、虎杖、九节茶、八月札等配合应用。

[用量] 内服30～60g。

[文献摘要]

《广西植物名录》："清热利湿，消肿解毒……疮疡肿毒。"

35.樗白皮

始载于《新修本草》。为苦木科落叶乔木臭椿（樗）的根皮或树皮。

［产地］主产于山东、辽宁、河南、安徽等地。

［性味］苦、涩，寒。

［归经］归心、小肠、膀胱经。

［功能］清热燥湿，涩肠止泻，止带，止血。

［应用］用于结肠、直肠癌，症见腹部胀满，大便黏液脓血或久泻不止等，常与黄柏、九节茶、紫参、苦参、生地榆、白头翁、七叶一枝花等配合应用。

用于宫颈癌，症见胸闷不适，带多绵绵，色黄而臭，漏下不止等，常与白花蛇舌草、忍冬藤、墓头回、紫草根、凤眼草、土茯苓等配合应用。

［用量］内服 10～15g。

［文献摘要］

《药性论》："治赤白痢，肠滑，痔疾泻血不注。"

《日华子本草》："止女子血崩……赤带，肠风。"

《本草拾遗》："主赤白久痢……主下血。"

《本草易读》："除一切下血，血崩，血痢，肠风，脏毒，杀诸般疳虫，蛔虫，疥虫，鬼疰，精尿遗泄之。"

36.藤梨根

始载于《本草纲目》。为猕猴桃科落叶藤本藤梨或猕猴桃的根。

［别名］猫人参。

［产地］产于我国南北大多数地区。

［性味］酸、涩，凉。

［归经］归肝、胆、胃经。

［功能］清热解毒，祛风除湿，利尿止血。

［应用］用于胃肠道肿瘤，症见脘腹胀满、胃脘不适、烧灼疼痛等，常与白花蛇舌草、半枝莲、半边莲、石见穿、大腹皮、白薇、白英、公英、佛手等配合应用。

用于子宫颈癌，症见阴道不规则流血，白带多而恶臭等，常与九节茶、忍冬藤、白花蛇舌草、蜀羊泉、知母、黄柏、土茯苓等配合应用。

[用量] 内服 15～30g。

[文献摘要]

《本草纲目》："治反胃。"

《本草拾遗》："调中下气。"

37. 漏芦

始载于《神农本草经》。为菊科多年生草本植物祁州漏芦及蓝刺头的干燥根。野生。

[别名] 独花山牛蒡（西北）、大脑袋花（辽宁）、华州漏芦、球花漏芦。

[产地] 祁州漏芦主产于河北、山西、辽宁等省，华北、东北、西北多有分布。禹州漏芦主产于安徽、湖北、河南等省，华东、中南地区多有分布。

[性味] 苦，寒。

[归经] 归胃经。

[功能] 清热解毒，消痈肿，下乳汁。

[应用] 用于肝、胆肿瘤，症见胸胁胀满胀痛，面目身黄，腹水肿胀等，常与山栀、茵陈、白花蛇舌草、白英、白薇、黄药子、垂盆草、黄连、田基黄等配合应用。

用于结肠、直肠癌，症见腹胀、腹痛，大便有脓血黏液或便秘等，常与败酱草、蒲公英、苦参、黄连、当归、赤芍等配合应用。

用于乳房肿瘤，症见肿块坚硬，不痛，胸闷纳呆等，常与土贝母、山慈菇、黄药子、猫人参、九节茶、王不留行、全瓜蒌、穿山甲等配合应用。

[用量] 内服 3～12g。

[文献摘要]

《神农本草经》："主皮肤热，恶疮疽痔。"

《日华子本草》："治乳痈，发背，瘰疬。"

38.蔓荆子

始载于《神农本草经》。为马鞭草科植物落叶灌木单叶蔓荆或蔓荆的干燥成熟的果实。

[别名]京子。

[产地]主产于山东、江西等地。

[性味]辛、苦，平。

[归经]归膀胱、肝、胃经。

[功能]疏散风热，清利头目。

[应用]用于鼻咽癌，症见头痛目眩，面红耳赤，牙龈肿痛等，常与野菊花、金银花、牛蒡子、栀子、马尾莲、石决明、钩藤等配合应用。

用于肿瘤患者，症见头痛头晕，咽喉肿痛等，常与川芎、薄荷、山豆根、牛蒡子、金银花、九节茶等配合应用。

[用量]内服6~12g。

[文献摘要]

《名医别录》："治头风痛，脑鸣，目泪出。"

《珍珠囊》："凉诸经血，止头痛，主目睛内痛。"

《本草备要》："搜风凉血，通利九窍……明目固齿，长发泽肌。"

《本草易读》："辛，平，无毒。明目坚齿，凉血搜风，解风寒头痛脑痛，除筋骨湿痹拘挛。长须发而利关窍，虚头痛及胃虚者忌之。"

39.蛇莓

始载于《名医别录》。为蔷薇科多年生草本植物蛇莓的全草。

[别名]蛇果草。

[产地]主产于辽宁、河北、河南、江苏、四川、广东、云南等地。

［性味］甘、苦，寒。

［归经］归心、胃经。

［功能］清热解毒，散结。

［应用］用于乳腺癌，症见肿块坚硬，表面凹凸不平，边缘界限不清，伴烦躁易怒，口干舌燥等，常与公英、白英、白薇、白屈菜、全瓜蒌、山慈菇、橘叶等配合应用。

用于鼻咽癌、甲状腺肿瘤等，症见头痛，发热，烦躁，胸闷不适等，常与夏枯草、玄参、野菊花、土茯苓等配合应用。

用于胃肠道肿瘤而见到热毒症候，常与白花蛇舌草、白头翁、地榆、黄连、黄芩等配合应用。

［用量］内服 10～20g。

［文献摘要］

《名医别录》：“主胸腹大热不止。”

《日华子本草》：“疮肿。”

《生草药性备要》：“消肿止痛，去瘀生新。”

《全国中草药汇编》：“清热解毒，散瘀消肿。”

40.茵陈

始载于《神农本草经》。为菊科多年生草本植物茵陈蒿的干燥幼苗。野生。

［别名］绵茵陈。

［产地］主产于山西、山东、陕西、河北等省。其他地区也有生产。

［性味］苦，微寒。

［归经］归脾、胃、肝胆经。

［功能］清利湿热，退黄疸。

［应用］用于肝癌，症见胸腹胀满，胁痛，黄疸，恶心，纳呆，小溲短赤等，常与黄药子、垂盆草、马尾莲、栀子、大

黄等配合应用。

用于胆囊癌出现黄疸，胁下刺痛等，常与虎杖、栀子、郁金、金钱草等配合应用。

用于胰腺癌，症见中上腹疼痛，发热烦渴，黄疸等，常与七叶一枝花、白花蛇舌草、田基黄、龙胆草、茵陈、郁金、土茯苓等配合应用。

［用量］内服 10 ~ 30g。

［文献摘要］

《神农本草经》："主风湿寒热邪气，热结黄疸。"

《名医别录》："去伏瘕。"

《本草图解》："治发黄，驱湿热，利小便，通关节。"

《本草备要》："苦燥湿，寒胜热。入足太阳经。发汗利水，以泄太阴、阳明之湿热，为治黄疸之君药。"

《本草易读》："苦，平，微寒，无毒。入太阴脾、太阳膀胱经。发汗利水，除湿退热。解黄疸之郁热，疗时疾之热狂。头旋头疼皆治，瘴疟疝瘕悉医。"

41. 胡黄连

始载于《开宝本草》。为玄参科多年生草本植物胡黄连的干燥根茎。

［别名］胡连。

［产地］主产于云南、西藏。

［性味］苦，寒。

［归经］归心、肝、胃、大肠经。

［功能］退虚热，除疳热，清湿热。

［应用］用于肝、胆、胰腺肿瘤，症见低热不退，胸闷胁痛等，常与银柴胡、白花蛇舌草、龙胆草、虎杖、山栀等配合应用。

用于结肠癌，症见便带黏液或脓血，腹部胀痛，纳差等，常与木香、黄连、紫参、白头翁、七叶一枝花等配合应用。

对中晚期鼻咽癌放疗、化疗后，出现低热，舌干口渴等阴虚津伤症，常与地骨皮、沙参、玄参、石斛、白薇等配合应用。

［用量］内服3～10g。

［文献摘要］

《新修本草》："主骨蒸劳热……冷热泄痢……厚肠胃。"

《开宝本草》："主久痢成疳。"

《全国中草药汇编》："清热燥湿，消疳。"

《本草备要》："苦寒，去心热，益肝胆，厚肠胃。治骨蒸劳热，五心烦热。"

《本草易读》："苦，寒，无毒。补肝胆，浓肠胃，除骨蒸，退心热，三消五痔悉疗，泻痢温疟亦治。"

42.金钱草

始载于《本草纲目拾遗》。为报春花科珍珠菜属多年生草本植物过路黄的干燥全草。

［别名］对坐草、路边黄、神仙对坐草、大金钱草。

［产地］主产于四川、江苏、湖南、江西，江南各省均有分布。

［性味］甘，平。

［归经］归肝、胆、肾、膀胱经。

［功能］利水通淋，除湿退黄，解毒消肿。

［应用］用于胰腺肿瘤，症见面目身黄，口苦，苔腻等，常与虎杖、茵陈、白屈菜、白英、公英、郁金、大黄、柴胡、黄芩、山栀等配合应用。

用于膀胱肿瘤，症见尿血，小便淋沥涩痛等，常与草薢、车前草、萹蓄、瞿麦、石韦等配合应用。

［用量］内服30～60g。

[文献摘要]

《本草纲目拾遗》:"治反胃噎膈,水肿膨胀。"

《现代实用中药》:"治小儿瘤热,痔病,瘰疬。"

《陆川本草》:"消肿止痛,破积。"

《四川中药志》:"黄疸、肺痈。"

《全国中草药汇编》:"清热解毒,利尿排石,活血散瘀。"

43. 知母

始载于《神农本草经》。为百合科多年生草本植物知母的干燥根茎。

[产地]主产于河北、山西、河南、内蒙古等地。

[性味]苦、甘,寒。

[归经]归肺、胃、肾经。

[功能]清热泻火,滋阴润燥。

[应用]用于肺癌,症见咳嗽少痰或干咳无痰,或痰中带血,心烦发热,口干舌红,苔光剥等,常与沙参、麦冬、桔梗、全瓜蒌、银柴胡、白屈菜、花粉等配合应用。

用于膀胱癌,症见小便不利,血尿,腰酸乏力等,常与生地黄、萸肉、黄柏、石韦、白英、忍冬藤、杜仲等配合应用。

用于宫颈癌出现肝肾阴虚阳亢,见头晕耳鸣,腰酸乏力,手足心热等症,常与黄柏、白花蛇舌草、半边莲、半枝莲、莪术等配合应用。

[用量]内服6~12g。

[文献摘要]

《神农本草经》:"主消渴热中,除邪气。"

《本草求原》:"治嗽血、喘。"

《药鉴》:"主滋阴降火,或肾虚火动,而消渴烦渴者,皆当用之。补肾水,泻无根火邪;消浮肿,为利水佐使……若肾气虚脱,无火症而尺脉微弱者,不宜用之。引下盐炒,引上酒浸。"

《本草备要》:"上清肺金而泻火,下润肾燥而滋阴……消痰定嗽,止渴安胎……上行酒浸,下行盐水拌。"

《本草易读》:"味苦,气寒。入手太阴肺、足太阳膀胱。泻无根之肾火,疗有汗之骨蒸,止虚劳之热嗽,治久疟之寒热。止渴润燥,清金泄肺。"

44.大蒜

始载于《本草经集注》。为百合科植物大蒜的鳞茎。

[别名]胡蒜、独蒜、独头蒜。

[产地]全国各地均有栽培。

[性味]辛,温。

[归经]归脾、胃、肺经。

[功能]消肿,解毒,杀虫。

[应用]用于胃肠道肿瘤,症见脘腹胀闷,心下痞块,大便不畅等,常与枳壳、厚朴、佛手、莪术等配合应用。

用于肺癌,症见咳嗽痰多,咳痰黏稠,胸痛,气急,发热等,常与山海螺、地丁、公英、穿心莲、白花蛇舌草、鱼腥草、石韦、桔梗、沙参、瓜蒌等配合应用。

[用量]内服10~20g。

[文献摘要]

《名医别录》:"散痈肿䘌疮,除风邪,杀毒气。"

《新修本草》:"下气消谷,除风破冷。"

《日华子本草》:"腹痛……痃癖。"

《食物本草会纂》:"治一切肿毒。"

《全国中草药汇编》:"健胃,止痢,杀菌,驱虫。"

45.苦参

始载于《神农本草经》。为豆科植物多年生草本小灌木苦参的干燥根。

[产地]主产于河北、山西、山东、河南、湖北等省。全

国大部地区生产。

[性味] 苦，寒。

[归经] 归心、肝、胃、大肠、膀胱经。

[功能] 清热燥湿，祛风杀虫，利尿。

[应用] 用于结肠、直肠癌，症见腹部胀痛，大便带有脓血和黏液等，常与黄连、紫参、地榆、紫草根、败酱草、白头翁、白花蛇舌草等配合应用。

用于肝癌，症见腹部胀满，苔黄腻等，常与茵陈、山栀、郁金、柴胡、黄芩、大黄等配合应用。

用于宫颈癌，症见带多黄水，腥臭异常，常与半枝莲、墓头回、忍冬藤、土茯苓、白花蛇舌草、半边莲、鸦胆子等配合应用。

[用量] 内服3～10g。

[文献摘要]

《神农本草经》："主心腹结气，癥瘕积聚。"

《药性论》："治心腹积聚。"

《名医别录》："除伏热，肠澼……疗恶疮下部䘌。"

《药鉴》："主治痈肿，杀疥虫，消热毒。破癥瘕，散结滞，养肝气，安五脏，定诸志。"

《本草备要》："苦燥湿，寒胜热。沉阴主肾，补阴益精。养肝胆，安五脏……利九窍，生津止渴，明目止泪……然大苦大寒，肝、肾虚而无热者勿服……糯米泔浸去腥气，蒸用，玄参为使。"

46.天花粉

始载于《神农本草经》。为葫芦科草质藤本植物瓜蒌的干燥块根。

[别名] 花粉、瓜蒌根。

[产地] 主产于河南、广西、河北、山东等地。

[性味] 苦、微甘，寒。

［归经］归肺、胃经。

［功能］清热生津，消肿排脓。

［应用］用于肺癌，症见咽干口燥，干咳少痰，痰中带血等，常与石斛、沙参、麦冬、桔梗、瓜蒌皮等配合应用。

用于绒毛膜上皮癌，恶生葡萄胎等，症见带下腥臭，少腹灼痛等，常与紫草、木馒头、凤眼草、苦参、忍冬藤、土茯苓等配合应用。

用于肺癌，鼻咽癌等经化疗、放疗，灼伤津液，出现津少口渴，舌质光绛等症，常与石斛、玄参、白薇、胡黄连、银柴胡、乌梅、知母等配合应用。

［用量］内服 10~15g。

［文献摘要］

《日华子本草》："消扑损瘀血。治热狂时疾，乳痈发背，痔瘘疮疖。"

《滇南本草》："治痈疮肿毒，并止咳嗽带血。"

《本草正》："消乳痈肿毒。"

《药鉴》："甘能补肺，润能降气导痰，治嗽之要药也。润肺生津液，又能解烦渴，除热毒，治疮疖痈疽。"

《本草备要》："酸能生津，甘不伤胃，微苦微寒，降火润燥，滑痰解渴，生肌排脓，消肿，行水通经。"

47.天葵子

始载于《分类草药性》。为毛茛科多年生草本植物天葵的块根。

［产地］主产江苏、湖南、湖北等地。

［性味］甘，寒。

［归经］归脾、肺经。

［功能］清热解毒，消肿散结。

［应用］用于乳腺癌，症见乳房肿块坚硬，疼痛等，常与全瓜蒌、山慈菇、公英、制香附、夏枯草、浙贝母等配合

应用。

用于甲状腺肿瘤或甲状腺癌，恶性淋巴瘤等，常与夏枯草、山慈菇、黄药子、五倍子、制香附、白花蛇舌草、象贝、海藻、海浮石、牡蛎、海蛤壳等配合应用。

［用量］内服 3～10g。

［文献摘要］

《滇南本草》："乳岩坚硬如石。"

《本草求原》："主内伤痰火……恶疮。"

48. 无花果

始载于《救荒本草》。为桑科榕属植物无花果的果实。

［产地］我国各地均有栽培。

［性味］甘、酸，平。

［归经］归脾、胃、肺、大肠经。

［功能］健脾止泻，消肿解毒。

［应用］用于结肠、直肠癌，症见大便溏泄，久泻不止，脱肛等，常与白术、扁豆、紫参、地榆、败酱草、白头翁、白花蛇舌草等配合应用。

用于咽喉部肿瘤，症见咽喉肿痛，声音嘶哑，舌红，苔黄等，常与山豆根、马勃、桔梗、银花、蚤休、青果、金果榄等配合应用。

［用量］内服 15～60g。

［文献摘要］

《滇南本草》："敷一切无名肿毒，痈疽疥癞，癣疮，黄水疮，鱼口便毒，乳结。"

《全国中草药汇编》："果：甘，平。润肺止咳，清热润肠。根、叶：淡、涩，平。散瘀消肿，止泻。"

49. 牛蒡子

始载于《名医别录》。为菊科二年生草本牛蒡的成熟果实。

[别名] 牛子、大力子、鼠粘子。

[产地] 全国各地均产。

[性味] 辛、苦，寒。

[归经] 归肺、胃经。

[功能] 疏散风热，解毒透疹，利咽散肿。

[应用] 用于咽喉部肿瘤，症见咽喉肿痛，声音嘶哑，大便秘结，舌尖糜烂等，常与板蓝根、金果榄、山豆根、马勃、栀子、黄连等配合应用。

用于肿瘤患者感受风热，症见喉痒咳嗽，咳痰不爽，咽喉肿痛等，常与荆芥、薄荷、桔梗、海浮石、银花等配合应用。

[用量] 内服3~10g。

[文献摘要]

《本草拾遗》："主风毒肿。"

《医学启源》："消利咽膈。"

《普济方》："悬痈肿痛。"

《药鉴》："气寒，味苦辛，无毒。苦能解毒退热，而利咽喉之痛，并甘桔为妙。辛能达表润肌，而散疮疡之肿，同解毒尤良。"

《本草备要》："辛平，润肺解热，散结除风，利咽膈，理痰嗽，消斑疹，利二便，行十二经，散诸肿疮疡之毒，利腰膝凝滞之气。"

50. 升麻

始载于《神农本草经》。为毛茛科多年生草本植物大三叶升麻、兴安升麻和升麻燎去须根的根茎。

[别名] 窟窿牙根。

[产地] 主产于河北、山西、东北、内蒙古等地；四川、陕西、青海亦有产。

[性味] 辛、甘，微寒。

［归经］归肺、脾、大肠、胃经。

［功能］发表透疹，清热解毒，升阳举陷。

［应用］用于结肠、直肠癌，症见腹部胀满，久泻久痢或带黏液脓血便等，常与白花蛇舌草、半枝莲、半边莲、苦参、紫参、地榆、黄芪等配合应用。

用于鼻咽癌，症见咽喉疼痛，灼热，声音嘶哑等，常与山豆根、猫人参、桔梗、生甘草、连翘等配合应用。

［用量］内服3～10g。

［文献摘要］

《名医别录》："中恶腹痛……风肿诸毒。"

《本草纲目》："行瘀血……久泄，下痢后重。"

《圣济总录》："治痈疽始作，坚硬。"

《药鉴》："气平，味苦甘，气味俱薄，无毒，升也，阴中之阳也。治肺痿吐脓血，古人犀角地黄汤，每用之以代犀角者，止是引地黄等药同入阳明耳。"

《本草备要》："甘辛微苦，足阳明、太阴引经药……亦入手阳明、太阴……升发火郁，能升阳气于至阴之下。引甘温之药上行，以补卫气之散而实其表。"

51.凤尾草

始载于《植物名实图考》。为凤尾蕨科植物凤尾草的全草或根。

［产地］主产于云南、四川、广东、广西、浙江、江苏等地。

［性味］苦，寒。

［归经］归胃、大肠、小肠、膀胱经。

［功能］清热利湿，凉血解毒。

［应用］用于胃肠道肿瘤，症见脘腹胀痛，纳差或大便有脓血黏液等，常与白花蛇舌草、苦参、紫参、重楼、白英、公英、半枝莲等配合应用。

用于膀胱肿瘤，症见血尿，腰骶及耻骨部疼痛，下肢浮肿等，常与八月札、茜草、小蓟、海金砂、滑石、瞿麦、石韦等配合应用。

用于咽喉肿瘤，症见头痛，咽痛，声音嘶哑等，常与射干、金果榄、大青叶、板蓝根、马勃、玄参等配合应用。

[用量] 内服 15~30g。

[文献摘要]

《分类草药性》："治一切热毒，消肿，清火。治痈疮，乳痛，淋症。"

《泉州本草》："治湿热小便不通，血淋，咽喉肿痛。"

《江西草药》："治瘰疬，鼻衄，便血。"

《全国中草药汇编》："淡、微苦，凉……清热利湿，解毒止痢，凉血止血。"

52.水杨梅根

始载于《浙江民间常用草药》。为茜草科植物水杨梅的根及全体。

[产地] 主产于长江以南各省。

[性味] 苦、涩，凉。

[归经] 归肺、大肠、胃、肝经。

[功能] 清热解毒，散瘀止痛。

[应用] 用于胃肠道肿瘤，症见脘腹胸胁灼热疼痛，呕吐痰涎，食欲不振等，常与石见穿、石打穿、木香、白英、公英、白蔹、白薇、龙葵等配合应用。

用于子宫颈癌，症见带多色黄腥臭，崩漏下血不止，发热烦躁等，常与漏芦、莪术、苦参、凤眼草、紫草根等配合应用。

[用量] 内服 15~20g。

[文献摘要]

《浙江民间常用草药》："治疖肿，下肢溃疡。"

《全国中草药汇编》："清热解毒，散瘀止痛……根：感冒发热，腮腺炎，咽喉肿痛，风湿疼痛。花、果：细菌性痢疾，急性肠胃炎，阴道滴虫病。叶、茎皮：跌打损伤，骨折，疖肿，创伤出血，皮肤湿疹。"

53. 石上柏

始载于《广西本草选编》。为卷柏科植物深绿卷柏的全草。

［产地］主产于江南各省。

［性味］甘，平。

［归经］归脾、肝、肺经。

［功能］清热解毒，抗癌。

［应用］用于肝癌，症见胁下刺痛，发热口渴，烦躁易怒等，常与白英、公英、栀子、蚤休、虎杖、三白草、白花蛇舌草、垂盆草等配合应用。

用于肺癌，症见咳嗽胸痛，痰多黄稠，时有痰中夹血和发热等，常与公英、黄芩、蚤休、炒栀子、白茅根、桔梗等配伍应用。

用于喉癌、绒毛膜上皮癌，症见咽喉肿痛、发热口渴、少腹隐痛等，常与穿心莲、玄参、银花、栀子、紫草根、九节茶、白花蛇舌草、半枝莲等配合应用。

［用量］内服 15 ~ 20g。

［文献摘要］

《全国中草药汇编》："甘，平……清热解毒，抗癌，止血。"

54. 石打穿

始载于《本草纲目》。为茜草科多年生草本植物黄毛耳草的全草。

［别名］黄毛耳草。

［产地］主产于江南各省。

［性味］辛、苦，平。

［归经］归肺、心、肝经。

［功能］清热利湿，散结。

［应用］用于食道癌、贲门癌、胃癌等，症见吞咽困难，进食梗阻，呕吐痰涎等，常与石见穿、白花蛇舌草、桔梗、公英、白英、急性子等配合应用。

用于肝癌，症见胁下刺痛，黄疸，腹水，肿胀等，常与龙胆草、山栀、茵陈、郁金、黄药子、马尾莲、大黄等配合应用。

［用量］内服 15～30g。

［文献摘要］

《药镜·拾遗赋》："滚咽膈之痰，平翻胃之哕。"

《湖南药物志》："行气散瘀，清热解毒。"

《浙江民间常用草药》："治湿热黄疸。"

55.龙葵

始载于《药性论》。为茄科植物龙葵的全草。

［别名］苦菜、苦葵。

［产地］全国各地均有。

［性味］苦，寒。

［归经］归肝、胃经。

［功能］清热解毒，活血消肿。

［应用］用于肺癌，症见胸闷，胸痛，咳嗽，痰多等，常与沙参、桔梗、生甘草、穿心莲、白英、半枝莲、鱼腥草、公英等配合应用。

用于膀胱肿瘤，症见尿频，尿急，排尿困难等，常与木通、泽泻、滑石、石韦、白茅根等配合应用。

用于喉癌、声带癌，症见咽喉肿痛、声音嘶哑等，常与大青叶、山豆根、马勃、桔梗等配合应用。

［用量］内服 10～30g。

[文献摘要]

《本草纲目》：“疗痈疽肿毒，跌仆伤损，消肿散血。”

《全国中草药汇编》：“清热解毒，利水消肿……癌症胸腹水，鲜龙葵1斤（或干品4两），水煎服，每日—剂。”

56.田基黄

始载于《生草药性备要》。为金丝桃科一年生草本植物地耳草的全草。

[别名]地耳草。

[产地]主产于华南及西南各省。

[性味]苦，平。

[归经]归肝、胆、大肠、小肠经。

[功能]清热解毒，活血消肿。

[应用]用于肝、胆、胰腺肿瘤，症见胁肋胀痛，黄疸，纳呆等，常与垂盆草、公英、茵陈、栀子、虎杖、郁金、蚤休等配合应用。

用于结肠、直肠癌，症见腹胀，腹痛，泻痢不爽等，常与白花蛇舌草、凤尾草、败酱草、紫参、白头翁、红藤等配合应用。

[用量]内服15～30g。

[文献摘要]

《生草药性备要》：“治酒病，消肿胀，敷大恶疮，理疳疱肿。”

《福建民间草药》：“活血，破瘀，消肿，解毒。”

57.白英

始载于《百草镜》。为茄科多年生草本植物白英的全草。

[别名]蜀羊泉、排风藤、白毛藤。

[产地]主产江西、浙江、安徽等地。

[性味]苦，微寒。

[归经]归肺、大肠经。

［功能］清热解毒，祛风利湿。

［应用］用于宫颈癌，症见带下赤白、恶臭，下腹或腰骶部疼痛，苔黄腻等，常与墓头回、黄柏、凤眼草、木馒头、苦参等配伍应用。

用于肺癌，症见咳嗽痰多，胸痛气急，发热口渴等，常与鱼腥草、白花蛇舌草、半边莲、半枝莲、沙参、桔梗、公英、九节茶、黄药子配合应用。

［用量］15～30g，内服。

［文献摘要］

《神农本草经》：“主头秃恶疮。”

《名医别录》：“女子阴中内伤，皮间实积。”

《本草纲目拾遗》：“清湿热，治黄疸水肿。”

58.白毛夏枯草

始载于《本草拾遗》。为唇形科多年生草本植物筋骨草的全草。

［别名］雪里青、筋骨草。

［产地］主产于江南及河南、甘肃等地。

［性味］苦，寒。

［归经］归肺、肝、心经。

［功能］清热解毒，祛痰止咳，凉血止血。

［应用］用于肺癌，症见咳嗽，胸痛，痰黄而稠，咯血等，常与沙参、桔梗、石韦、前胡、公英等配合应用。

用于咽喉肿瘤、鼻咽癌等，症见声音嘶哑，咽喉肿痛，衄血，头痛等，常与石上柏、金果榄、山豆根等配合应用。

［用量］内服10～15g。

［文献摘要］

《本草纲目拾遗》：“治危笃肺痈痿症……治咽喉急闭。”

《分类草药性》：“消肿毒。”

《本草拾遗》：“断鼻中衄血。”

59.玄参

始载于《神农本草经》。为玄参科多年生草本植物玄参及其同属北玄参等的干燥根。

[别名]元参。

[产地]主产于浙江、山东、湖南、湖北、四川、江西、安徽等省。

[性味]苦、甘、咸，寒。

[归经]归肺、胃、肾经。

[功能]清热，解毒，养阴。

[应用]用于鼻咽癌、甲状腺肿瘤、恶性淋巴瘤等，症见肿块坚硬，头痛发热，痰多黏腻，咽红口干等，常与白英、象贝、山慈菇、黄药子、猫人参、夏枯草、知母、昆布等配伍应用。

用于肺癌，症见咳嗽，胸痛，痰中带血，发热等，常与白花蛇舌草、桔梗、九节茶、公英、全瓜蒌、沙参等配合应用。

用于肿瘤化疗、放疗后，阴液耗损，出现咽喉干燥，舌质红绛等，常与白薇、胡黄连、花粉、北沙参、麦冬、石斛等配合应用。

[用量]内服10~15g。

[文献摘要]

《名医别录》："散颈下核，痈肿，心腹痛，坚癥。"

《药性论》："散瘿瘤瘰疬。"

《本草正义》："疗胸膈心肺热邪……治吐血衄血。"

《药鉴》："足少阴肾经君药也。强阴益精，补肾明目……逐肠内血瘕坚癥，散颈下痰核痈肿，管领诸气上下，整肃而不浊。统治咽喉肿痛，软利而即消。去结热，消肿毒。"

《本草备要》："苦咸微寒，色黑入肾，能壮水以制火，散无根浮游之火……益精明目，利咽喉，通二便。"

60.竹叶

始载于《神农本草经》。为禾本科多年生草本植物淡竹叶的干燥茎叶。

[别名]淡竹叶。

[产地]主产于江苏、浙江、湖南,江南各地均产。

[性味]甘、淡,寒。

[归经]归心、肺、胃经。

[功能]清热除烦,生津,利尿。

[应用]用于舌癌、唇癌,症见口舌糜烂,胃中嘈杂,心烦不眠,小便短赤等,常与灯心草、栀子、胡黄连、木通、赤芍、青黛等配合应用。

用于肿瘤化疗、放疗后,气阴两伤,见烦热口渴,舌红少津等症,常与花粉、麦冬、沙参、石斛、白薇等配合应用。

[用量]内服6~15g。

[文献摘要]

《名医别录》:"主胸中痰热,咳逆上气。"

《本草求真》:"能解除胃热,而不致烦渴不止。"

61.农吉利

始载于《浙江民间常用草药》。为豆科植物野百合的全草。

[别名]野百合、鼠卵草。

[产地]主产于华东、中南及西南各地。

[性味]甘、淡,平。

[归经]归脾、肺经。

[功能]清热解毒。

[应用]用于皮肤癌,症见胸闷,发热,苔腻,可与土茯苓、九节茶、白花蛇舌草配合应用,也可用鲜草捣烂或以干品研末外用。

此外,湿聚毒盛的宫颈癌患者,常以本品作栓剂外用。

［用量］内服10～15g。

［文献摘要］

《浙江民间常用草药》："清热解毒，利湿消积。"

《全国中草药汇编》："解毒，抗癌……皮肤鳞状上皮癌，食道癌，宫颈癌。"

62.寻骨风

始载于《植物名实图考》。为马兜铃科植物绵毛马兜铃的根茎或全草。

［别名］白毛藤、地丁香。

［产地］主产于江苏、湖南、江西等地。

［性味］辛、苦，平。

［归经］归肝经。

［功能］祛风湿，通络，止痛。

［应用］用于肺癌，症见持续胸痛，咳吐黄痰，发热，口渴等，常与公英、沙参、白英、桔梗、山海螺、白花蛇舌草、半枝莲、半边莲、鱼腥草等配合应用。

用于骨肿瘤或肿瘤转移，症见骨节肿大，筋骨疼痛等，常与忍冬藤、石楠藤、鸡矢藤等配合应用。

［用量］内服10～15g。

［文献摘要］

《饮片新参》："散风痹，通络；治骨节痛。"

《南京民间药草》："治筋骨痛及肚痛。"

63.芙蓉叶

始载于《本草图经》。为锦葵科植物木芙蓉的花叶。

［产地］全国各地均有分布。主产于浙江等地。

［性味］辛，平。

［功能］凉血解毒，消肿止痛。

［应用］用于肺癌，症见发热，胸痛，咯血，痰多黏腻等，常与公英、夏枯草、全瓜蒌等配合应用。

用于胃癌，症见胃脘烧灼疼痛，口干咽燥，心下痞满等，常与麦冬、石斛、石见穿、生地黄、公英、白英、白花蛇舌草等配合应用。

用于鼻咽癌，症见头痛，发热，烦躁，便艰，舌苔腻等，常与龙胆草、夏枯草、鱼腥草、白花蛇舌草、半枝莲等同用。

用于乳腺癌，出现乳房肿胀、疼痛等症，可与公英、白花蛇舌草、王不留行、山慈菇、八月札等配合应用。

［用量］内服 10～15g。

［文献摘要］

《本草纲目》："清肺凉血，散热解毒。治一切大小痈疽肿毒恶疮。消肿排脓止痛。"

《本草图经》："敷贴肿毒。"

64.芦荟

始载于《开宝本草》。为百合科多年生肉质草本植物库拉索芦荟、好望角芦荟或同属植物华芦荟的叶汁干燥而成。

［别名］肝色芦荟、透明芦荟、好望角芦荟。

［产地］华芦荟主产于广东、广西、云南等地。

［性味］苦，寒。

［归经］归肝、大肠经。

［功能］泻下，清肝，杀虫。

［应用］用于肝癌、胰腺癌等，症见面目身黄，腹水肿胀，大便秘结，小便黄赤等，常与龙胆草、半边莲、半枝莲、大黄、黄药子、白花蛇舌草等配合应用。

用于白血病，症见发热烦躁，斑疹隐隐，齿衄等，常与当归、龙胆草、紫草、焦栀子、茜草等配合应用。

用于胃肠道肿瘤出现胃热蕴结证时，常与白花蛇舌草、石见穿、黄芩等配合应用。

［用量］内服 1～2g，作丸、散剂用。

[文献摘要]

《开宝本草》："主热风烦闷，胸膈间热气……痔病疮瘘。"

《得配本草》："散瘰疬，治惊痫，利水除肿。"

65.辛夷

始载于《神农本草经》。为木兰科植物木兰的干燥带苞片花蕾。

[别名]木笔花、望春花。

[产地]主产于河南、湖北、浙江、安徽、山东、陕西等地。

[性味]辛，温。

[归经]归肺、胃经。

[功能]散风寒，通鼻窍。

[应用]用于鼻咽癌，症见头晕头痛，痰多胸闷，鼻流腥涕或流少量鼻血等，常与山慈菇、夏枯草、鱼腥草、公英、地丁、制香附、昆布等配合应用。

[用量]内服3~10g。

[文献摘要]

《名医别录》："利九窍，通鼻塞。"

《本草纲目》："治鼻渊，鼻鼽，鼻窒，鼻疮。"

《滇南本草》："治脑漏鼻渊。"

《本草备要》："辛温轻浮，入肺、胃气分。能助胃中清阳上行，通于头脑。温中解肌，通九窍，利关节。"

66.青蒿

始载于《神农本草经》。为菊科一年生或二年生草本植物黄花蒿或青蒿开花前采收的茎叶。

[产地]全国各地均有产。

[性味]苦、辛，寒。

[归经]归肝、胆、肾经。

[功能] 退虚热，凉血，解暑，截疟。

[应用] 多用于肝阴不足，肝郁化火之肿瘤，症见低热不退或湿热郁蒸，面目身黄等，常与银柴胡、白薇、地骨皮、栀子、茵陈、胡黄连等配合应用。

[用量] 内服 3 ~ 10g。

[文献摘要]

《神农本草经》："主疥瘙痂痒，恶疮，杀虫，留热在骨节间，明目。"

《医林纂要》："清血中湿热，治黄疸及郁火不舒之证。"

《本草备要》："苦寒，得春木少阳之令最早，故入少阳、厥阴血分……风毒热黄，久疟久痢，瘙疥恶疮，鬼气尸疰。"

第二讲　软坚散结类药

1.土贝母

始载于《本草从新》。为葫芦科植物假贝母的块茎。

[别名] 土贝、大贝母。

[产地] 主产于河南、河北、山东、陕西、甘肃、云南等地。

[性味] 苦，微寒。

[归经] 归心、肾经。

[功能] 清热解毒，消肿散结。

[应用] 用于乳腺癌，症见肿块突起或乳癌溃破后流污水、臭秽异常等，常与夏枯草、制香附、生黄芪、白英、瓜蒌、白蔹、公英等同用。

用于鼻咽癌颈淋巴结转移、颈部淋巴结肿大突起，可与夏枯草、香附、黄药子、昆布、玄参、九节茶、五倍子、浙贝、牡蛎等配合应用。

[用量] 内服 9 ~ 15g。

［文献摘要］

《本草从新》："治外科痰毒。"

《百草镜》："能散痈毒，化脓行滞，解广疮结毒……敷恶疮，敛疮口。"

《陕西中草药》："治淋巴腺结核，急性乳腺炎初起，痈肿。"

2.文蛤

始载于《神农本草经》。为软体动物门帘蛤科文蛤、青蛤的外壳，生于浅海泥沙中。

［别名］蛤壳、蛤蜊、海蛤壳。

［产地］我国沿海各地均有生产。

［性味］苦、咸，寒。

［功能］清肺化痰，软坚散结。

［应用］用于肺癌，症见咳嗽痰多，胸痛气急，发热口渴等，常与公英、地丁、白花蛇舌草、鱼腥草、九节茶、瓜蒌皮等配合应用。

用于肝癌，症见发热烦渴，胁下刺痛，齿龈出血，大便秘结，小便短赤等，常与九节茶、田基黄、白花蛇舌草、山栀、猫人参、黄药子等配合应用。

［用量］内服10~15g。

［文献摘要］

《神农本草经》："咳逆上气，喘息烦满，胸痛寒热。"

《本草备要》："除烦渴，利小便……与牡蛎同功。"

3.牡蛎

始载于《神农本草经》。为海产动物牡蛎科长牡蛎等同属多种牡蛎的贝壳。

［别名］牡蛎壳。

［产地］全国沿海各地均产。

［性味］咸，微寒。

[归经] 归肝、肾经。

[功能] 平肝潜阳，软坚散结，收敛固涩。

[应用] 用于肝癌，症见肝区隐痛，低热不退，汗多口渴，舌红少苔等，常与石斛、玄参、白芍、麦冬、白花蛇舌草、半枝莲、半边莲、三白草、黄药子等同用。

用于中晚期肺癌，症见咳嗽气急，胸胁胀痛，胸水等，常与沙参、煅瓦楞、海浮石、五倍子、海蛤壳等同用。

用于甲状腺瘤，症见颈部肿块坚硬等，常与玄参、夏枯草、制香附、浙贝、昆布、海藻、猫人参等同用。

用于乳腺癌，多与山慈菇、全瓜蒌、浙贝同用。

[用量] 内服 15~30g。

[文献摘要]

《名医别录》："止汗，心痛气结，止渴，除老血……心胁下痞热。"

《本草纲目》："消疝瘕积块，瘿疾结核。"

《本草备要》："咸以软坚，化痰，消瘰疬结核，老血瘕疝；涩以收脱，治遗精崩带，止嗽敛汗，固大、小肠；微寒以清热补水，治虚劳烦热。温疟赤痢，利湿止渴。为肝、肾血分之药。"

4.珍珠母

始载于《海药本草》。为蚌科动物三角帆蚌和褶纹冠蚌或珍珠贝科合浦珠母贝等贝类动物贝壳的珍珠层。

[别名] 珍珠贝壳。

[产地] 全国各地的江河湖沼均产。

[性味] 咸，寒。

[归经] 归肝、心经。

[功能] 平肝潜阳，清肝明目。

[应用] 用于肝癌，症见目赤头痛，胁肋刺痛等，常与野菊花、九节茶、八月札、生牡蛎、郁金、丹皮、赤芍等配合

应用。

用于肝郁化火，口干津少的鼻咽癌，常与牡蛎、玄参、麦冬、地骨皮、白花蛇舌草等配合应用。

［用量］内服15～30g。

［文献摘要］

《中国医学大辞典》："滋肝阴，清肝火，治癫狂惊痫……胸腹瞋胀。"

《本草备要》："甘咸性寒，感月而胎……水精所孕，水能制火。入心、肝二经。镇心安魂，坠痰拔毒，收口生肌。"

5.穿山甲

始载于《名医别录》。为鲮鲤科地栖性哺乳动物鲮鲤的干燥鳞甲。

［别名］山甲、甲片。

［产地］主产于广东、广西、云南、贵州，此外湖南、福建、台湾、浙江等地亦产。

［性味］咸，微寒。

［归经］归肝、胃经。

［功能］活血通经，下乳，消肿排脓。

［应用］用于乳腺癌，症见肿块坚硬，胸闷不适等，常与王不留行、夏枯草、橘叶、丝瓜络、瓜蒌、山慈菇等配合应用。

用于颈淋巴结肿大或鼻咽癌颈淋巴结转移，常与昆布、海藻、浙贝、香附、夏枯草等配合应用。

用于热毒壅盛之肝、胆肿瘤，症见右上腹或中腹部饱胀、刺痛者，多与柴胡、郁金、茵陈、栀子、猫人参同用。

［用量］内服3～10g。

［文献摘要］

《药性论》："恶疮，烧敷之。"

《滇南本草》："治痈毒，破气行血，胸膈膨胀逆气。"

《本草纲目》："通经脉，下乳汁，消痈肿，排脓血。"

《本草备要》："咸寒善窜，专能行散，通经络，达病所。入厥阴、阳明……治风湿冷痹，通经下乳，消肿溃痈，止痛排脓，和伤发痘，风、疟、疮科要药。"

《药鉴》："气微寒，主五邪惊啼悲伤，消痈疽肿毒疮癞……盖此物遇土穿土，遇水穿水，遇山穿山，故入药用之，取其穿经络于荣分之意也。"

6. 鳖甲

始载于《神农本草经》。为脊椎动物鳖科水栖爬行动物鳖之背甲。

[别名] 上甲、团甲鱼。

[产地] 主产于湖北、湖南、安徽、河南、江苏、浙江。

[性味] 咸，寒。

[归经] 归肝经。

[功能] 滋阴潜阳，软坚散结。

[应用] 用于肝癌，症见肝区疼痛，脘腹胀满，纳呆等，常与八月札、九节茶、炙龟甲、郁金、制香附、黄药子、猫人参、田基黄等配合应用。

[用量] 内服10～30g。

[文献摘要]

《神农本草经》："主心腹癥瘕坚积，寒热，去痞息肉，阴蚀，痔，恶肉。"

《名医别录》："疗温疟，血瘕，腰痛，小儿胁下坚。"

《药性论》："主宿食，癥块、痃癖气……结实壅塞。"

《日华子本草》："去血气，破癥结，恶血。"

《本草备要》："咸平属阴，色青入肝。治劳瘦骨蒸，往来寒热，温疟疟母……腰痛胁坚，血瘕痔核，经阻产难，肠痈疮肿，惊痫斑痘，厥阴血分之病。"

7.僵蚕

始载于《神农本草经》。为蚕蛾科昆虫家蚕感染白僵菌后发病至死的干燥虫体。

[别名]姜虫、僵虫、白僵蚕、天虫。

[产地]主产于浙江、山东、江苏、四川等省。其他养蚕区亦有。

[性味]咸、辛，平。

[归经]归肝、肺经。

[功能]止痉，祛风止痛，解毒散结。

[应用]用于颅脑肿瘤，症见头痛剧烈，肢体麻木，半身不遂，语言謇涩等，常与天麻、钩藤、全蝎、胆南星、天竺黄、远志等配合应用。

用于咽喉部肿瘤，症见咽喉肿痛，声音嘶哑等，常与牛蒡子、山豆根、射干、金果榄、桔梗、马勃等配合应用。

用于甲状腺瘤、鼻咽癌颈淋巴结转移等，常与黄药子、山慈菇、贝母、夏枯草、制香附、昆布等配合应用。

[用量]内服3~10g。

[文献摘要]

《本草纲目》："散风痰结核，瘰疬，头风……癥结。"

《千金方》："治瘰疬。"

《本草求真》："治中风失音……喉痹咽肿……结而为痰。"

《本草备要》："辛咸微温，僵而不腐，得清化之气，故能治风化痰，散结行经……治中风失音，头风齿痛，喉痹咽肿……丹毒瘙痒……瘰疬结核，痰疟血病，崩中带下……小儿惊疳，肤如鳞甲……下乳汁，灭瘢痕。"

《药鉴》："气平，味酸辛平，无毒，气味俱薄，升也，阴之阳也。去皮肤风动如虫行，主面点生如漆点。又能助肺气，保清化生水之源。治相火，散浊逆结滞之痰。"

8.地龙

始载于《神农本草经》。为环节动物巨蚯科参环毛蚓和缟蚯蚓等的干燥虫体。

[别名]蚯蚓干。

[产地]参环毛蚓主产于广东、广西。缟蚯蚓全国均产。

[性味]咸,寒。

[归经]归肝、脾、膀胱经。

[功能]清热,平喘,通络,利尿。

[应用]用于痰火郁结,上扰清阳的颅脑肿瘤或肿瘤转移,症见头痛头涨,舌体歪斜,语言謇涩,抽搐震颤等,常与浙贝、钩藤、桃仁等配合应用。

[用量]内服5~15g。

[文献摘要]

《名医别录》:"疗伤寒伏热,狂谬,大腹,黄疸。"

《本草纲目》:"急慢惊风,历节风痛。"

《太平圣惠方》:"治木舌肿满。"

《本草备要》:"性味咸寒,故能清热,下行故能利水。"

9.昆布

始载于《名医别录》。为昆布科植物海带和翅藻科植物昆布的叶状体。

[别名]鹅掌菜。

[产地]主产于浙江、福建、辽宁、山东等地。

[性味]咸,寒。

[归经]归肝、胃、肾经。

[功能]消痰软坚,利水。

[应用]用于肺癌,症见咳嗽痰多或咳痰稠黏,胸痛,气急发热等,常与海藻、浙贝、石韦、瓜蒌皮配伍应用。

用于食管癌,症见吞咽困难或食入即吐,津少口渴,便秘等,常与桃仁、生地黄、石斛、全瓜蒌、石打穿等配合应用。

用于肝癌，症见肝区隐痛，腹部胀满等，常与半枝莲、半边莲、白花蛇舌草、茯苓等配合应用。

此外，常用于甲状腺腺瘤、瘰疬等。

［用量］内服 10～15g。

［文献摘要］

《名医别录》："主十二种水肿，瘿瘤聚结气，痿疮。"

《太平圣惠方》："治瘿气结核。"

《圣济总录》："膈气噎塞不下食。"

《本草备要》："功同海藻而少滑……治水肿、瘿瘤、阴癀、膈噎。"

10.海藻

始载于《神农本草经》。为褐藻类马尾藻科多年生海产植物羊栖菜或海蒿子的干燥全草。

［产地］主产于福建、浙江、广东、山东、辽宁等地。

［性味］咸，寒。

［归经］归肝、胃、肾经。

［功能］消痰软坚，利水。

［应用］用于肺癌，症见咳嗽痰多，咳痰稠黏，胸痛气急，发热口渴等，常与昆布、海浮石、石韦、白薇、沙参、瓜蒌皮等配合应用。

用于鼻咽癌，症见心烦口渴，舌红津少，颈部淋巴结转移等，常与昆布、夏枯草、浙贝等配合应用。

用于肝癌，症见肝区隐痛，小便短赤，腹部胀满等，常与白花蛇舌草、半枝莲、半边莲、九节茶、黄药子、昆布、五倍子等配合应用。

［用量］内服 10～15g。

［文献摘要］

《神农本草经》："主瘿瘤气，颈下核，破散结气，痈肿，癥瘕坚气，腹中上下鸣，下十二水肿。"

《海药本草》："五膈，痰壅。"

《本草蒙筌》："治项间瘰疬，消颈下瘿囊。"

《本草备要》："咸润下而软坚，寒行水以泄热。故消瘿瘤，结核，阴癀之坚聚，痰饮脚气水肿之湿热。消宿食，治五膈。"

《药鉴》："气寒，味咸苦，无毒。治项间瘰疬，消颈下瘿囊。利水道，通癃闭。除胀满作痛，消坚结作疼。"

11. 浙贝母

始载于《神农本草经》。为百合科多年生草本植物浙贝母干燥的鳞茎。

[别名]大贝、珠贝、元宝贝、浙贝、象贝。

[产地]主产于浙江鄞县、奉化象山等地。

[性味]苦，寒。

[归经]归心、肺经。

[功能]化痰止咳，清热散结。

[应用]用于肺癌、纵隔肿瘤等，症见咳嗽痰多，咯血胸痛，胸闷气促等，常与山海螺、鱼腥草、白花蛇舌草、五倍子、石韦等配合应用。

用于甲状腺腺瘤，颈淋巴结核等，症见颈部肿块坚硬不痛，脘腹痞闷，纳差等，常与夏枯草、香附、山慈菇、牡蛎、昆布等配合应用。

[用量]内服 3~9g。

[文献摘要]

《名医别录》："泄热散结。"

《本草图解》："散项下瘰疬，敷恶疮，敛疮口。"

《本草正》："治肺痈肺萎，咳喘，呕血……开郁结，止疼痛，消胀满……瘰疬，乳痈发背，一切痈疡肿毒，湿热恶疮。"

《本草正义》："主郁气痰核。"

《本草备要》："微寒，苦泻心火，辛散肺郁。润心肺，清虚痰。治虚劳烦热，咳嗽上气，吐血咯血，肺痿肺痈，喉痹，目眩，淋沥，瘰疬，乳闭产难。功专散结除热，傅恶疮。敛疮口。"

12.夏枯草

始载于《神农本草经》。为唇形科植物夏枯草的干燥花序。

[别名]夏枯头。

[产地]我国各地均有生产。

[性味]苦、辛，寒。

[归经]归肝、胆经。

[功能]清肝火，散郁结。

[应用]用于肝、胆肿瘤，症见胁下刺痛，头晕目眩，目赤肿痛等，常与野菊花、公英、白芍、牛蒡子、天葵子、白花蛇舌草等配合应用。

用于甲状腺腺瘤，甲状腺癌，淋巴肉瘤，纵隔肿瘤等，症见颈部肿块坚硬，淋巴结肿大，胸闷不舒，纳差等，常与黄药子、山慈菇、天龙、牡蛎、象贝等配合应用。

[用量]内服10~15g。

[文献摘要]

《神农本草经》："瘰疬，鼠瘘，头疮……散瘿结气。"

《本草正义》："破癥散结。"

《本草从新》："治瘰疬，鼠瘘，瘿瘤，癥坚，乳痈，乳岩。"

《本草备要》："辛苦微寒，气禀纯阳，补肝血，缓肝火，解内热，散结气。治瘰疬湿痹，目珠夜痛。"

第三讲　化痰祛湿类药

1.半夏

始载于《神农本草经》。为天南星科多年生草本植物半夏搓去外皮的干燥块茎。

[产地] 主产于四川、湖北、安徽、山东、河南、江苏、浙江、湖南等地。

[性味] 辛，温，有毒。

[归经] 归脾、胃、肺经。

[功能] 燥湿化痰，降逆止呕，消痞散结。

[应用] 用于消化道肿瘤，症见呕吐恶痰，胃脘痞闷，纳呆苔腻等，常与陈皮、砂仁、佛手、枳壳等配合应用。

用于肺癌，症见咳嗽气逆，痰多黏腻等，常与杏仁、昆布、海浮石、海藻等配合应用。

用于肿瘤化疗、放疗后，出现胸脘胀闷，恶心，呕吐，纳差等，常与竹茹、三仙、茯苓、陈皮等配合应用。

[用量] 内服5~10g。

[文献摘要]

《神农本草经》："心下坚，下气。"

《名医别录》："消心腹胸膈痰热满结……心下急痛坚痞……消痈肿。"

《药性论》："除瘤瘿。"

《本草备要》："辛温有毒，体滑性燥，能走能散，能燥能润。和胃健脾，补肝润肾，除湿化痰，发表开郁，下逆气，止烦呕，发音声，利水道，救暴卒。"

《药鉴》："气微寒，味辛苦，而辛厚于苦，气味俱轻，有小毒，阳中之阴也，降也。入足阳明、太阴、少阳三经之药也。主治湿痰，不能治热痰。"

2.山慈菇

始载于《开宝本草》。为兰科多年生草本植物杜鹃兰、百合科多年生草本植物老鸦瓣及新疆山慈菇和丽江山慈菇的干燥鳞茎。

[别名] 毛慈菇、光慈菇。

[产地] 主产于四川、云南、贵州、安徽、河南、陕西、新疆等地。

[性味] 辛，寒，有小毒。

[归经] 归肝、胃经。

[功能] 清热解毒，消痈散结。

[应用] 用于鼻咽癌，症见头晕，胸闷，痰多黏腻，颈淋巴结肿大等，常与昆布、海藻、竹沥、浙贝、白毛夏枯草等配合应用。

用于淋巴肿瘤，甲状腺腺瘤，症见胸闷痰多，苔黄腻等，常与夏枯草、漏芦、陈皮、牡蛎等配合应用。

此外，还用于疮痈肿毒，瘰疬结核等。

[用量] 内服3～6g。

[文献摘要]

《本草拾遗》："主痈肿疮瘘，瘰疬结核。"

《滇南本草》："治毒疮，攻痈疽，敷诸疮肿毒。"

《本草备要》："甘，微辛，有小毒。功专清热散结。治痈疮疔肿，瘰疬结核。解诸毒，虫毒，蛇、虫、狂犬伤。"

《本草新编》："山慈菇根，味辛、苦，有小毒。消痈疽、无名疔毒，散隐疹、恶疮，蛇虫啮伤，治之并效……可治怪病，大约怪病多起于痰，山慈菇正消痰之圣药，治痰，而怪病自可除也。"

3.儿茶

始载于《本草纲目》。为豆科植物落叶乔木儿茶树的枝干心材碎片煎液经浓缩而成的干燥膏。

[别名]孩儿茶、黑儿茶。

[产地]主产于云南西双版纳傣族自治州。

[性味]苦、涩，凉。

[归经]归肺经。

[功能]内服清热，化痰，生津；外用收湿，敛疮止血。

[应用]用于肺癌，症见咳嗽痰多，痰中带血，津少口渴等，常与公英、地丁、白花蛇舌草、半枝莲、半边莲、沙参、瓜蒌等配合应用。

用于晚期乳腺癌、阴茎癌等癌性溃烂，久不收口，常与黄柏、冰片、乳香、没药各等分研细末外用。

[用量]内服0.1～1g，入丸散。

[文献摘要]

《本草纲目》："清膈上热，化痰生津……涂金疮、一切诸疮，生肌定痛，止血，收湿。"

《本草备要》："涂阴疳痔肿。"

4.土茯苓

始载于《本草纲目》。为百合科多年生木质藤本植物光叶菝葜（红土茯苓）和肖菝葜（白土茯苓）的干燥根茎。

[别名]山奇粮、冷饭团、禹余粮（江苏、浙江）、土太片（广西）。

[产地]红土茯苓主产于广东、广西、浙江、江苏、四川、湖南等地，江南各省均产。白土茯苓主产于四川、陕西、广西等地。

[性味]甘、淡，平。

[归经]归肝、胃经。

[功能]解毒，除湿，利关节。

[应用]用于消化道肿瘤，症见恶心，呕吐，脘腹不适，舌苔黄腻等，常与白花蛇舌草、白英、七叶一枝花、苡米等配合应用。

如湿毒所致的肾肿瘤或肿瘤转移，症见骨节疼痛，拘挛等，常与蛴螬、苡米、菝葜、牛膝、木瓜、寄生、乳香、没药等合用。

［用量］内服15～60g。

［文献摘要］

《本草纲目》："健脾胃，强筋骨，去风湿，利关节，止泄泻。治拘挛骨痛，恶疮痈肿。"

《生草药性备要》："消毒疮，疔疮。"

《本草再新》："祛湿热，利筋骨。"

5.南星

始载于《神农本草经》。为天南星科多年生草本植物天南星、东北天南星或异叶天南星等同属多种天南星撞去外皮的干燥块茎。

［别名］天南星、虎掌。

［产地］主产于四川、河南、云南、河北等省。

［性味］苦、辛，温，有毒。

［归经］归肺、肝、脾经。

［功能］燥湿化痰，祛风止痉。

［应用］用于消化道肿瘤，症见胸膈胀满，呕吐痰涎等，常与半夏、陈皮、茯苓、竹茹、枳实等配合应用。

用于颅脑肿瘤或其他肿瘤转移、淋巴结转移，症见头痛头涨，舌强，呕吐，颈淋巴结肿大等，常与昆布、浙贝、九节茶、半夏等配合应用。

用于肿瘤化疗、放疗后，出现消化道反应，常与人参、白术、灵芝、陈皮、佛手、茯苓、焦六曲等配合应用。

［用量］内服3～10g。

［文献摘要］

《神农本草经》："结气，积聚，伏梁。"

《开宝本草》："破坚积，消痈肿，利胸膈，散血。"

《本草纲目》："结核，解颅。"

《本草备要》："味辛而苦，能治风散血，气温而燥，能胜湿燥痰；性紧而毒，能攻积拔肿，补肝风虚。为肝、脾、肺三经之药。"

《药鉴》："气薄味厚，可升可降，阴中阳也。坠诸风不省之痰毒，主破伤如尸之身强。削坚积，消痈肿，利胸膈，散血坠胎，乃肺经之本药也。欲下行，以黄柏引之。欲上行，以桔梗载之。抱龙丸用之以镇惊，豁痰丸用之以开迷。大都姜制亦可，不若胆浸为上。"

6.了哥王

始载于《药性本草》。为瑞香科荛花属植物南岭荛花的根或根皮。

[产地] 主产于浙江、江西、福建等省。

[性味] 苦、辛，寒，有毒。

[功能] 清热解毒，化痰散结，利水。

[应用] 用于肺癌，出现胸痛气急，发热咳嗽，痰多黏腻等，常与公英、白花蛇舌草、鱼腥草、穿心莲、前胡、石韦、旋覆花等配合应用。

用于淋巴肿瘤，常与制香附、夏枯草、天葵子、黄药子、重楼等配伍应用。

[用量] 内服 10~15g。

[文献摘要]

《药性本草》："治咳逆上气，疝癖气块。"

《岭南草药志》："治痰火瘰。"

《生草药性备要》："治恶疮。"

《全国中草药汇编》："苦、凉，清热解毒，利湿消肿。"

7.瓜蒌

始载于《神农本草经》。为葫芦科草质藤本植物瓜蒌和双边瓜蒌的干燥果实。

［别名］糖瓜蒌、栝楼。

［产地］主产于河南、山东、河北、安徽、江苏、浙江、广西等地。

［性味］甘，寒。

［归经］归肺、胃、大肠经。

［功能］清肺化痰，宽胸散结，润肠通便。

［应用］用于肺癌、纵隔肿瘤，症见胸膈痞闷作痛，咳嗽气逆，咳痰黄稠等，常与浙贝、前胡、石韦、桔梗、沙参、紫菀、百部、夏枯草等配合应用。

用于各种中晚期肿瘤，阴液耗损，津枯肠燥，出现便秘，常与火麻仁、郁李仁、生地黄、玄参、知母等配合应用。

［用量］内服10~20g。

［文献摘要］

《名医别录》："主胸痹。"

《品汇精要》："消结痰、散痈毒。"

《本草纲目》："结胸满痛……降上焦之火，使痰气下降。"

《本草备要》："甘补肺……寒润下。能清上焦之火，使痰气下降，为治咳嗽要药。又能荡涤胸中郁热垢腻，生津止渴，清咽利肠……炒香酒服，止一切血。寒降火，泻者忌用。"

《本草新编》："味苦，气寒，降也，阴也，无毒。入肺、肾二经。最能下气涤秽，尤消郁开胃，能治伤寒结胸，祛痰，又解渴生津，下乳。"

8. 冬葵子

始载于《神农本草经》。为锦葵科植物冬葵的干燥种子。

［别名］葵子、葵菜子。

［产地］全国大部分地区均有生产。

［性味］甘，寒。

［归经］归大肠、小肠、膀胱经。

［功能］利水通淋，下乳，润肠。

[应用]用于湿热蕴结、下注膀胱的膀胱肿瘤，症见小便淋沥涩痛，尿血等，常与琥珀、石韦、瞿麦、忍冬藤、红藤、车前子等同用。

用于甲状腺腺瘤，症见颈前肿块胀大，胸闷，嗳气等，常与黄药子、夏枯草、制香附、九节茶、猫人参、山慈菇、海浮石、海藻等配合应用。

[用量]内服10~15g。

[文献摘要]

《神农本草经》：“主五脏六腑寒热，羸瘦，五癃，利小便。”

《滇南本草》：“破结气，下中气，止气疼，散痰，消瘿瘤。”

《本草纲目》：“散恶毒气。”

《本草备要》：“甘寒淡滑，润燥利窍，通营卫，滋气脉，行津液，利二便，消水肿……通关格，下乳滑胎。”

《本经逢原》：“甘寒滑，无毒……性滑利窍，能治脏腑寒热，羸瘦，破五淋，利小便，妇人乳房胀痛。”

9.百部

始载于《名医别录》。为百合科百部属多年生草本植物蔓生百部和对叶百部或直立百部的干燥块根。

[别名]百部根、百部草。

[产地]小百部主产于安徽、浙江、江苏、山东等地。大百部主产于广西、湖北、云南、贵州、四川等地。

[性味]甘、苦，平。

[归经]归肺经。

[功能]清肺止咳，灭虱杀虫。

[应用]用于痰热恋肺，耗伤肺阴的肺癌，症见咳嗽，痰多黏稠，气急胸闷，或发热等，常与金果榄、青果、瓜蒌、黄芩、石韦、沙参、桔梗、白花蛇舌草、半枝莲、半边莲等配合

应用。

　　[用量]内服 5~10g。

　　[文献摘要]

　　《名医别录》:"主咳嗽上气。"

　　《日华子本草》:"治疳蛔及传尸骨蒸劳,杀蛔虫、寸白、蛲虫。"

　　《本草备要》:"甘苦微温,能润肺,治肺热咳嗽。"

　　《本草易读》:"微温,无毒。足厥阴、少阴药也。益肾补肝,养血祛风。黑髭发而悦颜色,长筋骨而益精髓,治瘰疬而消痈肿,止崩带而除疟疾。"

　　《本草新编》:"专入肺经,亦入脾胃。止肺热咳嗽上气,治传尸骨蒸,杀寸白蛔虫……此物杀虫,而不耗气血,尤有益于人。"

　　10.远志

　　始载于《神农本草经》。为远志科植物细叶远志和西伯利亚远志的干燥根皮或根。

　　[别名]远志肉、远志筒。

　　[产地]主产于山西、山东、陕西、河南、河北等地。

　　[性味]辛、苦,微温。

　　[归经]归肺、心经。

　　[功能]宁心安神,祛痰开窍,消痈肿。

　　[应用]用于痰涎壅滞的颅脑肿瘤,症见头痛头晕,肢体麻木,语言謇涩,舌强,呕吐等,常与天竺黄、石菖蒲、姜半夏、南星等配合应用。

　　用于痰盛的肺癌,症见咳嗽痰多,胸闷气急等,常与桔梗、杏仁、瓜蒌、贝母配合应用。

　　用于甲状腺腺瘤,症见胸闷,呕恶痰涎,苔腻等,常与黄药子、山慈菇、猫人参、夏枯草、海藻等配合应用。

　　[用量]内服 3~10g。

[文献摘要]

《名医别录》：“去心下膈气。”

《本草纲目》：“治一切痈疽。”

《三因方》：“治痈疽，发背，疖毒，恶候浸大。”

《本草汇言》：“治气郁成鼓胀……痈疽肿毒。”

《本草备要》：“苦泄热，温壮气，辛散郁，主手少阴，能通肾气上达于心。强志益智，补精壮阳，聪耳明目，利九窍，长肌肉，助筋骨……治迷惑善忘，惊悸梦泄，肾积奔豚，一切痈疽。”

《药鉴》：“气温，味苦，无毒。主和颜悦色，轻身耐老。利九窍而补中伤，除咳逆而驱惊悸，益智慧而善不忘……温则能补，故能益精气，壮阳神，强志倍力。苦则能泄，故能辟邪气，去邪梦，安心定神。”

11.杏仁

始载于《神农本草经》。为蔷薇科落叶乔木或小乔木杏或山杏等多种杏树的干燥成熟种子。

[别名] 苦杏仁、甜杏仁。

[产地] 生产于华北、东北地区，西北地区及河南、山东、湖北等省均有生产。

[性味] 苦，微温，有小毒。

[归经] 归肺、大肠经。

[功能] 止咳平喘，润肠通便。

[应用] 用于痰湿壅肺的肺癌，症见咳逆气喘，痰多胸闷等，常与前胡、橘红、沙参、桔梗、紫菀、百部等配伍应用。

用于痰凝的食道癌，贲门癌，症见吞咽困难，食后气逆作呃等，常与丁香、瓜蒌、九节茶、山慈菇、猫人参、石见穿等配合应用。

[用量] 内服3～10g。

[文献摘要]

《药性论》："治腹痹不通。"

《本草纲目》："治诸疮疥，消肿，去头面诸风气皱疱。"

《珍珠囊》："利胸膈气逆。"

《本草备要》："辛苦甘温而利，泻肺解肌，除风散寒，降气行痰，润燥消积，通大肠气秘。"

《药鉴》："气温，味甘苦，气薄味厚，可升可降，阴中之阳也。有小毒，入手太阴之剂也。解肌毒，散结滞。入麻黄，利胸中气逆而喘促；同乌梅，润大肠气闭而便难。"

12.诃子

始载于《新修本草》。为使君子科植物落叶木子树或绒毛诃子的干燥成熟果实。

[别名] 诃子肉、诃黎勒。

[产地] 主产于云南、广东、广西等地。

[性味] 苦、酸、涩、平。

[归经] 归肺、大肠经。

[功能] 涩肠，敛肺，下气，利咽。

[应用] 用于湿聚的结肠、直肠癌，症见腹部胀满，泄泻不止等，常与白花蛇舌草、白头翁、紫参、石上柏、木香、地榆、苦参等配合应用。

用于痰结壅盛的肺癌、咽喉癌，症见肺虚喘咳，久嗽失音，咽喉肿痛等，常与沙参、麦冬、桔梗、青果、金果榄、山豆根等配合应用。

[用量] 内服3~10g。

[文献摘要]

《药性论》："主破胸膈结气，止水道。"

《新修本草》："主冷气心腹胀满，下宿物。"

《日华子本草》："止泻痢……肠风泻血。"

《本草备要》："苦以泄气消痰，酸以敛肺降火，涩以收脱止泻，温以开胃调中。"

《本草易读》："苦、酸、涩，温，无毒。消痰下气，开胃化食，生津除烦，敛肺涩肠。消心腹胀满，破胸膈结气，止呕吐霍乱，除崩带泻痢。最利久嗽，兼止诸痛。"

13.茯苓

始载于《神农本草经》。为寄生真菌多孔菌科茯苓的干燥菌核。多寄生于赤松或生马尾松的根部。

[别名]茯灵。

[产地]主产于云南、安徽、湖北、河南、广西等地。

[性味]甘、淡，平。

[归经]归心、脾、肾经。

[功能]利水渗湿，健脾，安神。

[应用]用于脾虚湿盛的消化道肿瘤，症见脘腹胀满，食少便溏等，常与诃子、白术、薏米等配合应用；症见水湿停滞，小便不利，胸水、腹水等，常与白术、猪苓、泽泻、车前子等配合应用；症见脾虚气弱，肢倦乏力，纳差等，常与白术、黄芪、党参等配伍应用。

[用量]内服10~15g。

[文献摘要]

《神农本草经》："主胸胁逆气……利小便。"

《名医别录》："膈中痰水，水肿淋结。"

《药性论》："开胃，止呕逆……心腹胀满……破结气。"

《本草备要》："甘温益脾助阳，淡渗利窍除湿。色白入肺泻热，而下通膀胱。宁心益气，调营理卫，定魄安魂。"

14.大戟

始载于《神农本草经》。为茜草科多年生草本植物红芽大戟和大戟科多年生草本植物大戟的干燥根。

[别名]红大戟、京大戟（将军草、膨胀草、腹水草、龙

虎草、草大戟）。

　　[产地]红大戟主产于广东、广西、云南、贵州、福建等地，京大戟全国各地均有分布。

　　[性味]苦、辛，寒，有毒。

　　[归经]归肺、肾、大肠经。

　　[功能]泻水逐饮，消肿散结。

　　[应用]用于痰聚血瘀的肝、胰等肿瘤，症见胁下刺痛，胀闷，发热，便秘，黄疸，腹部胀满，腹水等，常与白花蛇舌草、半枝莲、半边莲、垂盆草等配合应用。

　　[用量]内服1.5～3g。

　　[文献摘要]

　　《神农本草经》："主十二水，腹满急痛，积聚。"

　　《药性论》："下恶血癖块，腹内雷鸣……善治瘀血。"

　　《日华子本草》："泻毒药，泄天行黄病，温疟，破癥瘕。"

　　《本草备要》："苦寒有毒。能泻脏腑水湿，行血发汗，利大小便。治十二水，腹满急痛，积聚癥瘕，颈腋痈肿，风毒脚肿。通经堕胎。误服损真气。"

　　《本草易读》："入足太阳经，解诸水之腹满，下恶血之癖症，散颈腋之痈肿，洗香港脚之肿痛，利二便而通月水，消疹风而坠胎孕。"

　　15.大腹皮

　　始载于《名医别录》。为棕榈科常绿乔木槟榔树的干燥成熟果皮。

　　[别名]腹毛、槟榔衣、夫毛。

　　[产地]主产于海南、广西、云南、台湾等地。

　　[性味]辛，微温。

　　[归经]归脾、胃、大肠经。

　　[功能]下气，宽中，行水。

　　[应用]用于气滞水湿的胃肠道肿瘤，症见脘腹胀满，纳

差等，常与厚朴、枳壳、木香、莱菔子等配合应用。

用于肝癌，症见腹部膨胀，腹水，胸胁胀痛等，常与白花蛇舌草、半枝莲、半边莲、枳壳等配合应用。

［用量］内服3～10g。

［文献摘要］

《开宝本草》："大肠壅毒，痰膈，醋心。"

《本草再新》："宽肠消肿。"

《本草求真》："痞满膨胀，水气浮肿，脚气壅逆者，宜之。"

《本草备要》："辛泄肺，温和脾，下气行水，通大、小肠。治水肿脚气，痞胀痰膈，瘴疟霍乱。气虚者忌用。"

《雷公炮制药性解》："味苦辛，性微温，无毒，入肺、脾二经。主冷热气攻心腹，疏通关格，除胀满，祛壅滞，消浮肿。酒洗去沙，复以大豆汁洗用。"

16.马兜铃

始载于《开宝本草》。为马兜铃科多年攀缘草本植物北马兜铃和马兜铃等的干燥成熟果实。

［别名］马斗令、斗令。

［产地］主产于东北、华北、西北、中南地区。

［性味］苦、微辛，寒。

［归经］归肺、大肠经。

［功能］清肺化痰，止咳平喘。

［应用］用于痰壅气促，肺虚久咳，痰中带血的肺癌，或肺癌并发感染或肺部肿块压迫，出现咳喘气急等症，常与公英、白花蛇舌草、沙参、桔梗、浙贝、葶苈子等配合应用。

［用量］内服3～10g。

［文献摘要］

《开宝本草》："主肺热咳嗽，痰结喘促，血痔瘘疮。"

《本草经疏》："除热降气，散结。"

《本草备要》："体轻而虚，熟则四开象肺，故入肺。寒能清肺热，苦辛能降肺气。治痰嗽喘促，血痔瘘疮，大肠经热。"

《本经逢原》："诸药之性轻浮者，皆能入肺散气……诸家言其性寒，专于劫痰定喘，不知其苦中带辛，寒中带散，是以肺热痰喘，声音不清者宜之。"

《本草原始》："肺热咳嗽，痰结喘促，血痔瘘疮。肺气上急，坐息不得，欬逆连连不止。清肺气，补肺，去肺中湿热。"

17.牵牛子

始载于《名医别录》。为旋花科植物裂叶牵牛及圆叶牵牛的干燥成熟种子。

[别名]黑丑、白丑、二丑、丑牛、黑牵牛子、白牵牛子。

[产地]全国各地均有生产。

[性味]苦，寒，有毒。

[归经]归肺、肾、大肠经。

[功能]泻下，逐水，去积，杀虫。

[应用]用于湿热壅结的肝癌或肝硬化出现腹水膨胀，下肢浮肿等，常与大腹皮、大黄、厚朴、八月札、黄药子等配合应用。

对腹腔肿瘤出现腹水肿胀，大便秘结等，常与白术、白花蛇舌草、半枝莲、半边莲、八月札、黄芪等配合应用。

[用量]内服3～10g。

[文献摘要]

《药性论》："治疬癖气块，利大小便，除水气。"

《日华子本草》："一切气壅滞。"

《宣明论方》："治水气蛊胀满。"

《本草备要》："辛热有毒，属火善走，入肺经，泻气分之湿热，能达右肾命门，走精髓。通下焦郁遏及大肠风秘，气秘，利大小便，逐水消痰，杀虫堕胎。治水肿喘满，疟癖气块。若湿热在血分，胃弱气虚人禁用。"

《药鉴》："气寒，味苦。属火善走，有治水之功，破壅滞气急，通十二水道。"

18.石韦

始载于《神农本草经》。为蕨类水龙骨科多年生草本植物石韦、庐山石韦、毡毛石韦或有柄石韦、北京石韦等多种石韦的干燥带柄叶片。

[别名] 石尾。

[产地] 产于华东、中南、西南各地区。

[性味] 苦、甘，微寒。

[归经] 归肺、膀胱经。

[功能] 利水通淋，止咳。

[应用] 用于痰热壅盛的肺癌，症见咳嗽痰多，胸痛气急，发热口渴等，常与鱼腥草、穿心莲、七叶一枝花、川贝母、瓜蒌皮等配合应用。

用于湿热下注的膀胱肿瘤，症见少腹拘急疼痛，尿血，小便不利等，常与知母、黄柏、萹蓄、木通等配合应用。

[用量] 内服5~10g。

[文献摘要]

《神农本草经》："主劳热邪气，五癃闭不通，利小便水道。"

《本草备要》："甘苦微寒，清肺金以滋化源，通膀胱而利水道。益精气，补五劳。"

《本草易读》："辛，甘，微寒，无毒。通膀胱而利水，益精气而治淋。崩中漏下之疾，发背金疮之疴。"

19.防己

始载于《神农本草经》。为防己科多年生缠绕藤本植物粉防己和马兜铃科多年生藤本植物广防己的干燥根。

[别名] 汉防己、木防己。

[产地] 主产于浙江、安徽、江西、湖北、广东、广西等。

[性味] 苦、辛，寒。

[归经] 归膀胱、肾、脾经。

[功能] 祛风湿，止痛，利水。

[应用] 用于湿热下注的膀胱肿瘤，症见小便不利，尿血涩痛，下肢浮肿等，常与薏苡仁、白茅根、黄柏等配合应用。

用于气滞湿阻的肺癌，症见胸水，咳嗽气急，水气肿胀等，常与葶苈子、芦根、蚤休、茯苓等配合应用。

用于肝癌症见腹水，小便不利等，常与白花蛇舌草、垂盆草、茯苓等配用。对乳腺癌骨转移引起的肩背疼痛，常与姜黄、桑枝等配合应用。

[用量] 内服 5～10g。

[文献摘要]

《名医别录》："疗水肿、风肿，去膀胱热……散痈肿恶结……通腠理，利九窍。"

《药性论》："散留痰主肺气嗽喘……散结气痈肿。"

《本草原始》："辛，平，无毒……风寒温疟，热气诸痈，除邪利大小便。疗水肿风肿，去膀胱热邪气，中风手脚挛急。通腠理，利九窍，止泄，散痈肿恶结……散留痰，肺气喘嗽。治中下湿热肿，泄脚气，行十二经。"

《药鉴》："气寒，味苦，阴之阴也。疗腰以下至足，湿热肿盛脚气，通行十二经。又曰：去下焦湿肿痛，并膀胱火邪，必用防己、龙胆草、黄柏、知母，固矣。"

20.泽漆

始载于《神农本草经》。为大戟科二年生草本植物泽漆的全草。

[别名] 猫儿眼睛草。

[产地] 我国大部分地区均产。

[性味] 辛、苦，微寒，有毒。

[归经] 归大肠、小肠、肺经。

[功能] 利水消肿，化痰止咳，散结。

[应用] 用于痰湿留滞的中晚期肿瘤出现腹水或面目、四肢浮肿等，常与白花蛇舌草、半枝莲、半边莲、茯苓等配伍应用。

用于肺癌、鼻咽癌出现淋巴结肿大，常与牡蛎、昆布、海浮石、山慈菇、黄药子等配伍应用。

用于淋巴肉瘤，常与浙贝、海藻、海浮石、土茯苓配合应用。

用于肿瘤所致的痰饮喘咳等，常与前胡、贝母、桔梗、鱼腥草等配合应用。

[用量] 内服5~10g。

[文献摘要]

《神农本草经》："主皮肤热，大腹水气，四肢面目浮肿。"

《日华子本草》："消痰退热。"

《肘后方》："治心下伏瘕。"

《本草备要》："辛苦微寒，消痰退热，止嗽杀虫，利大、小肠。治大腹水肿，益丈夫阴气。"

《本草易读》："入足太阳经，消痰退热，止嗽杀虫。解大腹而消肿满，利二便而行水。"

21.珍珠菜

始载于《南京民间药草》。为报春花科排草属植物珍珠菜及星宿菜的全草。

[别名] 狼尾草。

[产地] 全国大部分地区均产。

［性味］苦、涩，平。

［功能］化痰散结、祛瘀解毒。

［应用］用于痰火胶结，气滞血瘀的甲状腺腺瘤、甲状腺癌、淋巴肉瘤等，常与夏枯草、香附、海藻、山慈菇、黄药子等配合应用。

用于痰气凝滞的食道癌，贲门癌，胃癌，症见进食困难或食入作吐等，常与陈皮、半夏、肿节风、白花蛇舌草、半枝莲、半边莲等配合应用。

还用于瘰疬，乳痈，急性淋巴管炎等。

［用量］内服10～30g。

［文献摘要］

《植物名实图考》："散血。"

《贵阳民间草药》："行血……消肿。"

《全国中草药汇编》："辛，微涩，平。活血调经，解毒消肿。"

22.前胡

始载于《名医别录》。为伞形科多年生草本植物白花前胡和紫花前胡的干燥根。

［别名］信前胡。

［产地］白花前胡主产于浙江、安徽、湖南、四川等地。紫花前胡主产于江西、浙江、安徽等地。

［性味］苦、辛，微寒。

［归经］归肺经。

［功能］降气祛痰，宣散风热。

［应用］用于痰火胶结，肺热壅盛的肺癌，症见咳嗽，痰血，胸闷，气喘等，常与杏仁、贝母、橘红、半夏、桔梗等配合应用。

用于肺癌感染发热，咳嗽，痰多黏腻等，常与银花、连翘、九节茶、八月札、杏仁等配合应用。

　　[用量]内服6~10g。

　　[文献摘要]

　　《名医别录》："疗痰满胸胁中痞，心腹结气……去痰实，下气。"

　　《本草纲目》："治痰热喘嗽，痞膈呕逆诸疾。"

　　《药鉴》："气平寒，味苦，无毒。主心腹结气，治伤寒寒热。消风止头疼，保婴利疳气。使半夏，去胸膈痰实，君枳实，除胸膈痞满。"

　　《本草备要》："辛以畅肺解风寒，甘以悦脾理胸腹，苦泄厥阴之热，寒散太阳之邪。性阴而降，功专下气，气下则火降而痰消。能除实热，治痰热哮喘，咳嗽呕逆，痞膈霍乱，小儿疳气，有推陈致新之绩。"

　　《本经逢原》："前胡入手足太阴、阳明、少阳，其功长于下气，能治痰热喘嗽，痞膈诸疾，气下则火降，痰亦消矣。"

　　23.桔梗

　　始载于《神农本草经》。为桔梗科多年生草本植物桔梗的干燥根。

　　[别名]苦桔梗。

　　[产地]主产于辽宁、吉林、黑龙江、内蒙古、山东、河北（北桔梗）、安徽、江苏、湖北、湖南（南桔梗）等地。

　　[性味]苦、辛，平。

　　[归经]归肺经。

　　[功能]开宣肺气，祛痰，排脓。

　　[应用]用于痰气交阻的肺癌，症见咳嗽，气促，痰多黏腻，胸闷，胸痛等，常与鱼腥草、公英、陈皮、瓜蒌皮等配合应用。

　　对晚期肺癌出现胸水，胸胁胀满等，常与牡蛎、郁金、芦根、葶苈子、海蛤壳等同用。

　　用于郁火上炎的咽喉部肿瘤，症见声音嘶哑，咽喉疼痛等，常与山豆根、金果榄、牛蒡子、板蓝根等配合应用。

[用量] 内服3~10g。

[文献摘要]

《神农本草经》："主胸胁痛如刀刺，腹满。"

《药性论》："破血，去积气，消积聚，痰涎，主肺热气促嗽逆。"

《活人书》："治胸膈中痞满不痛。"

《本草备要》："苦辛而平，色白属金，入肺泻热，兼入手少阴心、足阳明胃经。开提气血，表散寒邪，清利头目咽喉，开胸膈滞气……为诸药舟楫，载之上浮，能引苦泄峻下之剂，至于至高之分成功。养血排脓，补内漏。"

《药鉴》："气微温，味辛苦，气薄味厚，升也，阴中阳也。止喉疼，除鼻塞，利膈气，疗肺痈。同甘草，理喉痹甚捷；入解毒，消痈肿立应。诚诸药之舟楫，肺经之引药也。"

24.桑白皮

始载于《神农本草经》。为桑科小乔木桑树的根皮。

[别名] 桑皮。

[产地] 全国大部分地区均产。

[性味] 甘，寒。

[归经] 归肺经。

[功能] 用于痰热壅盛的肺癌，症见咳嗽痰多，发热口渴，胸痛气短，胀满喘急，小便不利或胸水等，常与煅牡蛎、贝母、茯苓、地骨皮、公英、白花蛇舌草、半枝莲、半边莲等配合应用。

[用量] 内服10~15g。

[文献摘要]

《药性论》："治肺气喘满……利水道，消水气。"

《本草纲目》："泻肺，降气，散血。"

《千金方》："治石痈坚如石，不作脓。"

《本草备要》："甘辛而寒，泻肺火，利二便，散瘀血，下气行水，止嗽清痰。治肺热喘满，唾血热渴，水肿胪胀。"

《本草原始》："主治伤中，五劳六极，羸瘦，崩中绝脉，补虚益气。去肺中水气，唾血热渴，水肿腹满胪胀，利水道，去寸百虫，可缝金疮。治肺气喘满，虚劳客热头痛，内补不足……调中下气消痰，止渴，开胃下食，杀腹脏虫，止霍乱吐泻。"

25.菝葜

始载于《名医别录》。为百合科植物菝葜的根状茎。

[别名] 铁刺苓、金刚根。

[产地] 全国大部分地区均产。

[性味] 甘、酸，平。

[功能] 祛风利湿，消肿止痛。

[应用] 用于脾胃虚寒的胃肠道肿瘤，症见胃脘胀痛，食入梗阻或吞咽困难等，常与公丁香、石见穿、白花蛇舌草、半枝莲、半边莲等配合应用。

用于晚期肿瘤骨转移出现的筋骨疼痛，常与牛膝、当归、乳香、没药、延胡索、土元等配合应用。

[用量] 内服15～30g。

[文献摘要]

《名医别录》："风痹。"

《品汇精要》："散肿毒。"

《医林纂要》："缓肝坚肾……治恶疮。"

《全国中草药汇编》："甘、酸、平，祛风利湿，解毒消肿……治风湿关节炎，跌打损伤，胃肠炎，痢疾，消化不良，糖尿病，乳糜尿，白带，癌症。"

26.萆

始载于《神农本草经》。为薯蓣科多年生蔓生草本植物棉草薢、福州草薢、粉背薯蓣的干燥块茎。

[别名] 棉草薢、粉草薢。

［产地］主产于浙江、福建、广东、广西、四川等地。

［性味］苦，平。

［归经］归肝、胃、膀胱经。

［功能］利湿浊，祛风湿。

［应用］用于湿毒积聚的膀胱癌，症见小便淋涩，混浊，尿血等，常与琥珀、石韦、瞿麦、血余炭、白茅根、参三七、小蓟、蒲黄等配合应用。

用于肾脏肿瘤，症见尿血，腰际酸楚等，常与八月札、石韦、茜草、知母、黄柏、琥珀等配合应用。

［用量］内服10～15g。

［文献摘要］

《神农本草经》："恶疮不瘳，热气。"

《本草纲目》："遗浊，恶疮诸病之属风湿者。"

《药品化义》："治疮痒恶厉，湿郁肌腠。"

《本草备要》："甘，苦，性平。入足阳明、厥阴……祛风去湿，以固下焦……补肝虚，坚筋骨，益精明目。"

《雷公炮制药性解》："味苦甘，性平，无毒，入脾、肾、膀胱三经。主风寒湿痹，腰背痛，中风不遂，遍身顽麻，膀胱宿水，阴痿失溺，利水道，益精明目。"

27.常山

始载于《神农本草经》。为虎耳草科植物落叶小灌木黄常山的干燥根。

［别名］鸡骨常山、黄常山。

［产地］主产于四川、贵州、湖南、湖北等省。

［性味］苦、辛，寒，有毒。

［归经］归肺、心、肝经。

［功能］涌吐痰饮，截疟。

［应用］用于痰气凝滞的消化道肿瘤，症见胸膈胀满、进食不畅、呕恶痰涎等，常与象贝、枸橘、枳壳、玫瑰花、八月

札等配合应用。

[用量] 内服 5 ~ 10g。

[文献摘要]

《神农本草经》："胸中痰结吐逆……癥坚，痞结，积聚。"

《药性论》："治诸疟，吐痰涎，去寒热，项下瘤瘿。"

《医学入门》："治胸中多痰。"

《本草易读》："辛，苦，微寒，有毒。专截诸疟，最吐老痰。"

《本经逢原》："常山治疟有劫痰截病之功，须在发散表邪，及提出阳分之后服之得宜。"

28.猪苓

始载于《神农本草经》。为寄生真菌多孔菌科猪苓的干燥菌核。多寄生于桦、柞、槭、枫、橡等树木的根上。

[别名] 野猪粪、朱苓。

[产地] 主产于陕西、山西、云南、辽宁、河北、河南等省。

[性味] 甘、淡，平。

[归经] 归肾、膀胱经。

[功能] 利水渗湿。

[应用] 用于脾虚湿盛的肺癌，症见咳嗽，胸痛，呼吸急促，面足浮肿等，常与茯苓、葶苈子、薏苡仁、党参、白术等配合应用。

用于肝癌，症见腹水，腹部膨胀，小便短赤等，常与茵陈、大黄、山栀、黄药子、半枝莲等配合应用。

用于膀胱肿瘤出现小便不利，尿血或肿瘤压迫淋巴，静脉回流不畅，下肢浮肿等，常与金钱草、石韦、地龙、天龙等配合应用。

[用量] 内服 5 ~ 10g。

［文献摘要］

《神农本草经》："解毒……利水道。"

《药性论》："主肿胀，满腹急痛。"

《本草备要》："苦泄滞，淡利窍，甘助阳。入膀胱、肾经。升而能降，开腠发汗，利便行水，与茯苓同而不补。"

《本经逢原》："入肾与膀胱血分，性善疏利经府。世人但知为利水专药，不知其有治痎疟蛊疰之功。"

29.葶苈子

始载于《神农本草经》。苦葶苈子为十字花科植物独行菜或北美独行菜的干燥种子，甜葶苈子为十字花科植物播娘蒿的干燥种子。

［别名］葶苈。

［产地］苦葶苈子主产于华北、东北、西北地区。甜葶苈子主产于华东、中南地区。

［性味］苦、辛，大寒。

［归经］归肺、膀胱经。

［功能］泻肺平喘，利水消肿。

［应用］用于痰涎壅盛、肺气壅塞的肺癌，症见咳嗽痰喘，胸痛，胸水，喘不得卧等，常与芦根、薏苡仁、瓜蒌、公英、白花蛇舌草、鱼腥草等同用。

［用量］内服3～10g。

［文献摘要］

《神农本草经》："癥瘕积聚结气……破坚逐邪，通利水道。"

《药性本草》："疗肺壅上气咳嗽，止喘促，除胸中痰饮。"

《本草纲目》："肺中水气贲郁满急者，非此不能除。"

《药鉴》："气大寒，味苦辛，沉也，阴中阴也，无毒。有苦甘二种。苦者行水迅速，甘者行水迟缓，要在看病症之轻重而用之也。逐膀胱伏留热气殊功，消面目浮肿水气立效……痰饮咳不能休，用之立痊。主癥瘕积聚结气，理风热瘙痒痹疮。仲景治伤寒胸内停水作胀，十枣汤内用之是也。"

《本草备要》："辛苦大寒，属火性急，大能下气，行膀胱水。肺中水气膹急者，非此不能除。破积聚癥结，伏留热气，消肿除痰，止嗽定喘，通经利便。久服宁人虚。"

30.紫菀

始载于《神农本草经》。为菊科多年生草本植物紫菀的干燥根及根茎。

［别名］子菀、小辫儿（安国）。

［产地］主产于河北安国、安徽亳州。

［性味］苦、甘，微温。

［归经］归肺经。

［功能］化痰止咳。

［应用］用于痰涎壅盛，肺气壅滞的肺癌，症见咳嗽气逆，痰中带血等，常与贝母、橘红、桔梗、海浮石、麦冬、款冬花等配合应用。

用于纵隔肿瘤，症见胸膺疼痛，胀闷不舒，咳嗽，痰多等，常与昆布、海藻、牡蛎、陈皮、醋延胡索、香附、夏枯草等配合应用。

［用量］内服 5 ~ 10g。

［文献摘要］

《神农本草经》："咳逆上气，胸中寒热结气，去蛊毒，痿蹶，安五脏。"

《药性论》："补虚下气，治胸胁逆气。"

《食鉴本草》："开喉痹，取恶涎。"

《本草备要》："辛温润肺，苦温下气。补虚调中，消痰止渴。治寒热结气，咳逆上气，咳吐脓血，肺经虚热，小儿惊痫。能开喉痹，取恶涎。然辛散性滑，不宜多用独用。"

《本草新编》："味苦、辛，温，无毒。入手太阴，兼入足阳明。主咳逆上气，胸中寒热结气，去蛊毒，疗咳唾脓血，止喘悸，五劳体虚，治久嗽。"

31.苡米

始载于《神农本草经》。为禾本科一年生草本植物薏苡的成熟干燥种仁。

[别名] 薏苡仁、薏仁米、草珠子。

[产地] 我国大部分地区均产。

[性味] 甘、淡，微寒。

[归经] 归脾、胃、肺经。

[功能] 利水渗湿，健脾，除痹，清热排脓。

[应用] 用于脾虚湿阻的消化道肿瘤，症见腹胀，纳呆，大便溏泻，小便不利，下肢浮肿等，常与白花蛇舌草、陈皮、白术、茯苓等配合应用。

用于痰热夹湿的肺癌，症见咳嗽，痰中带血，胸痛，胸水等，常与葶苈子、芦根、全瓜蒌、公英、鱼腥草、旋覆花、侧柏炭、茜草等配合应用。

用于湿热下注的宫颈癌，卵巢癌等，症见带多绵绵，色黄腥臭等，常与黄柏、忍冬藤、草薢、樗白皮、墓头回、椿根皮等配合应用。

[用量] 内服10～30g。

[文献摘要]

《名医别录》："利肠胃，消水肿。"

《药性论》："毒肿。"

《本草纲目》："肺痿肺痈用之。"

《药性本草》："治肺痿，肺气积脓血，咳嗽涕唾，上气。"

《本草备要》："甘淡，微寒而属土，阳明药也。甘益胃，土胜水，淡渗湿，泻水所以益土，故健脾。治水肿湿痹，脚气疝气，泄痢热淋。益土所以生金，故补肺清热。治肺痿肺痈，咳吐脓血……扶土所以抑木，故治风热筋急拘挛。"

32.瞿麦

始载于《神农本草经》。为石竹科多年生草本植物瞿麦的干燥带花全草。

［别名］石竹草、巨麦。

［产地］全国各地均有栽培。

［性味］苦，寒。

［归经］归心、小肠、膀胱经。

［功能］利水通淋。

［应用］用于湿热下注的膀胱肿瘤，症见小便淋沥涩痛，下肢浮肿或血尿等，常与粉草薢、金钱草、石韦、琥珀、忍冬藤、黄柏等配合应用。

用于瘀毒内阻的胃癌，症见胃脘灼热，疼痛或刺痛，心下痞块，胀满拒按，黑便等，常与石见穿、白花蛇舌草、半枝莲、半边莲、枳壳、佛手等配合应用。

［用量］内服10～15g。

［文献摘要］

《神农本草经》："关格诸癃结，小便不通……破胎堕子，下闭血。"

《本草备要》："降心火，利小肠，逐膀胱邪热，为治淋要药。"

《本草易读》："苦，寒，无毒。逐膀胱之邪热，热淋血淋；主月经之结闭，破血坠胎。降心火而利小肠，决痈肿而排脓疮。明目去翳亦能，开关利窍亦效。"

第四讲　活血化瘀类药

1.三棱

始载于《开宝本草》。为黑三棱科多年水生草本植物黑三棱、小黑三棱及细叶黑三棱和莎草科多年水生植物荆三菱的干燥块茎。

［别名］荆三棱、京三棱、黑三棱。

［产地］主产于黑龙江、江苏、河南、山东、山西、安徽等地。

［性味］苦，平。

［归经］归肝、脾经。

［功能］破血祛瘀，行气止痛。

［应用］用于气滞血瘀的卵巢癌、宫颈癌等，症见经闭腹痛、下腹包块等，常与香附、莪术、当归、九节茶、木馒头等配合应用。

用于肝癌，症见肝区胀痛、舌苔黄腻等，常与白花蛇舌草、大腹皮、莪术、川芎、白芍、九节茶、木馒头等配合应用。

用于肝癌，症见肝区胀痛、舌苔黄腻等，常与白花蛇舌草、半枝莲、半边莲、黄药子、大腹皮、莪术、郁金等配合应用。

［用量］内服3～10g。

［文献摘要］

《日华子本草》："治妇人血脉不调，心腹痛……消恶血……宿血不下。"

《开宝本草》："主老癖癥瘕结块。"

《汤液本草》："通肝经积血，治疮肿坚硬。"

《药鉴》："气平，味苦辛，阴中之阳。破积气，消胀满，通月水，下瘀血。治老癖癥瘕结块，妇人血脉不调，心腹刺痛。"

《本草备要》："苦平。色白属金……入肺金血分，破血中之气……兼入脾经。散一切血瘀、气结、疮硬、食停，老块坚积……消肿止痛，通乳堕胎。功近香附而力峻，虚者慎用。"

2.莪术

始载于《开宝本草》。为姜科多年生草本植物莪术、毛莪术、郁金的干燥根茎。

[别名] 文术。

[产地] 主产于广西、云南、四川、浙江等地。

[性味] 辛、苦，温。

[归经] 归肝、脾经。

[功能] 破血祛瘀，行气止痛。

[应用] 用于气滞血瘀的肝癌、胃癌、胰腺癌等，症见腹部胀满，肝区或两胁隐痛，胃纳不佳等，常与三棱、香附、郁金、川楝子、虎杖等配合应用。

用于血凝气结的中晚期卵巢癌、宫颈癌等，症见腹中包块坚硬，疼痛拒按，崩漏，带多赤白腥臭等，常与墓头回、忍冬藤、三棱、当归、紫草根等配合应用。

[用量] 内服3～10g。

[文献摘要]

《药性论》："治女子血气心痛，破痃癖冷气。"

《本草图经》："治积聚诸气……与荆三棱同用之良，妇人药中亦多使。"

《本草通玄》："专走肝家，破积聚恶血，疏痰食作痛。"

《药鉴》："气温，味苦辛，无毒。主心膈腹痛，饮食不消。除霍乱冷气，止呕吐酸水。又破痃癖，及妇人血气，男子奔豚……不可过服，易损真元。"

《本草备要》："辛苦气温，入肝经血分。破气中之血，化瘀通经，开胃化食，解毒止痛。治心腹诸痛，冷气吐酸，奔豚痃癖。"

3.丹参

始载于《神农本草经》。为唇形科多年生草本植物丹参的干燥根。

[别名] 紫丹参。

［产地］主产于河北、山东、安徽、江苏、四川等地，全国各地均有分布和生产。

［性味］苦，微寒。

［归经］归心、心包、肝经。

［功能］活血祛瘀，凉血消痈，养血安神。

［应用］用于气血瘀滞的消化道肿瘤，症见胸腹胃脘疼痛，痞塞胀满，进食不畅等，常与延胡索、川楝子、半枝莲、大黄等配合应用。

用于血滞经络的骨肉瘤或肿瘤骨转移，症见骨节疼痛，肢体麻木等，常与没药、土元、红花、鹿角霜等配合应用。

［用量］内服 5～15g。

［文献摘要］

《神农本草经》："主心腹邪气……寒热积聚，破癥除瘕。"

《日华子本草》："恶疮……瘿赘肿毒。"

《本草汇言》："主癥瘕积聚而胸闷痞塞……主腰膝痹痿而痛重难履。"

《本草原始》："气平而降。味苦色赤，入心与包络。破宿血，生新血，安生胎，堕死胎，调经脉，除烦热，功同四物，为女科要药。"

《本草新编》："味苦，气微寒，无毒。入心、脾二经。专调经脉，理骨筋酸痛，生新血，去恶血，落死胎，安生胎，破积聚癥坚，止血崩带下。"

4.桃仁

始载于《神农本草经》。为蔷薇科植物落叶小乔木桃的干燥成熟种子。

［产地］主产于华北、华东、西北、中南、西南地区。

［应用］用于瘀血凝结的食道癌、胃癌等，症见吞咽困难，食后作呃，大便干结等，常与石打穿、八月札、肉苁蓉、何首乌、山药、北沙参等配伍应用。

用于痰凝血瘀的肺癌，症见咳嗽不畅，胸痛彻背，痰中带血等，常与公英、仙鹤草、苦桔梗、旋覆花、茜草、三七、白毛夏枯草等配合应用。

[用量] 内服6～10g。

[文献摘要]

《神农本草经》："主瘀血，血闭癥瘕。"

《名医别录》："消心下坚，除卒暴击血，破癥瘕，通脉，止痛。"

《本草备要》："苦平微甘，厥阴血分药。苦以泄血滞，甘以缓肝气而生新血，通大肠血秘。治热入血室，冲脉。血燥血痞，损伤积血，血痢经闭，咳逆上气，皮肤血热，燥痒蓄血，发热如狂。行血连皮、尖生用，润燥去皮、尖炒用。"

《药鉴》："气寒，味苦带甘，气薄味厚，降也，阴也。入手厥阴胞络及足厥阴肝经药也。润大肠血燥难便，去小腹血凝成块。多用逐瘀血而止痛，少用生新血而通经。"

5. 红花

始载于《开宝本草》。为菊科一年生或二年生草本植物红花的干燥管状花。

[别名] 南红花、草红花、红蓝花、红花毛。

[产地] 主产于河南，现全国各地多有栽培。

[性味] 辛，温。

[归经] 归心、肝经。

[功能] 活血祛瘀，通络。

[应用] 用于血脉瘀滞，经络阻塞的骨肿瘤或肿瘤骨转移及肿瘤压迫引起的骨节疼痛，肢体麻木等症，常与鹿角霜、牛膝、乳香、没药、地龙、土元、鼠妇等配合应用。

[用量] 内服3～10g。

[文献摘要]

《新修本草》："治口噤不语，血结。"

《开宝本草》:"腹内恶血不尽,绞痛。"

《本草纲目》:"活血……止痛,散肿。"

《药鉴》:"气温味辛,可升可降,阳也。惟入血分,专治女科。下胎死腹中,为未生圣药……多用破血,少用养血。大都辛温则能和血,故少用养血。若过于辛温,则血又走散,故多用破血。"

《本经逢原》:"血生于心包,藏于肝,属于冲任……故能行男子血脉,通妇人经水,活血,解痘毒,散赤肿。"

6.苏木

始载于《新修本草》。为豆科植物落叶乔木苏木的干燥心材。

[产地]主产于广东、广西、云南等地。

[性味]甘、咸、微辛,平。

[归经]归心、肝、脾经。

[功能]活血通经,祛瘀止痛。

[应用]用于气滞血瘀的消化道肿瘤,症见脘腹疼痛,灼热,痞满等,常与七叶一枝花、三棱、莪术、丹参、赤芍等配合应用。

用于湿毒蕴结的宫颈癌,卵巢癌等,症见腹痛,崩漏下血,带多腥臭等,常与菝葜、土茯苓、莪术、忍冬藤、凤眼草、墓头回、苦参等配伍应用。

[用量]内服3~10g。

[文献摘要]

《新修本草》:"主破血、产后血胀闷欲死者。"

《日华子本草》:"治妇人血气心腹痛,月候不调……排脓止痛,消痈肿。"

《本草求真》:"血痛血瘕,经闭气壅、痈肿。"

《药鉴》:"气寒,味甘咸,无毒,可升可降,阴也。诸血家之要药也。与川芎同用,则散头目之血热。与红花同用,则治产后之血瘀。与皂角刺同用，则逐痈肿之血死。与四物汤同用，则滋骨蒸之血枯。要之热去则血凉，瘀除则血新，死逐则血活，枯滋则血润。"

《本草备要》："甘咸辛凉，入三阴血分。行血去瘀，发散表里风气。治产后血晕，胀满欲死，血痛血瘕，经闭气壅，痈肿扑伤，排脓止痛。多用破血，少和血。"

7.泽兰

始载于《神农本草经》。为唇形科多年生宿根草本植物地瓜儿苗及其变种毛叶地瓜儿苗的地上全草。

[别名]地瓜儿苗。

[产地]全国大部分地区均产。

[性味]苦、辛，微温。

[归经]归肝、脾经。

[功能]活血祛瘀，行水消肿。

[应用]用于气滞血瘀的胃癌，症见胃脘胀满，胁下疼痛，心下痞块，纳呆等，常与石见穿、八月札、香附、木香、川楝子、莪术等配合应用。

用于卵巢癌，宫颈癌，症见血滞经闭，腹中包块等，常与苏木、丹参、当归、莪术、三棱等配合应用。

用于中晚期肝、肾等腹部肿瘤出现腹水、身面浮肿等，常与大腹皮、赤小豆、白毛夏枯草、白花蛇舌草、半边莲、半枝莲等配合应用。

[用量]内服 10～15g。

[文献摘要]

《日华子本草》："通九窍，利关脉，养血气，破宿血，消癥瘕。"

《本草纲目》："破血通积。"

《本草备要》："苦泄热，甘和血，辛散郁，香舒脾。入足太阴、厥阴。通九窍，利关节，养血气，长肌肉，破宿血，调月经，消癥瘕，散水肿……补而不滞，行而不峻，为女科要药。"

《本草新编》："入肝、脾二经。理胎产，消身面四肢浮肿，破宿血，去癥瘕，行瘀血，疗扑损，散头风目痛，逐痈肿疮脓，长肉生肌，利关开窍。此系女科佳品，然亦佐使之药也。"

8.三七

始载于《本草纲目》。为五加科多年生草本植物三七的干燥根。

[别名] 田三七、金不换、旱三七、参三七。

[产地] 主产于云南、广西等地。

[性味] 甘、微苦，温。

[归经] 归肝、胃经。

[功能] 化瘀止血，活血定痛。

[应用] 用于气血凝滞的胃癌、肝癌等出现腹部痞块拒按，面色黧黑，癌性疼痛等，常与白花蛇舌草、半枝莲、半边莲、丹皮、赤芍等配合应用。

用于肺癌、白血病等出现吐血，衄血，齿龈出血等，常与紫草根、侧柏炭、茜草炭、小蓟炭、血余炭等配合应用。

[用量] 内服3～10g。

[文献摘要]

《本草纲目》："止血散血，定痛……产后恶血不下，血晕，血痛，赤目痈肿。"

《玉楸药解》："和营止血，通脉行瘀，行瘀血而敛新血。"

《本草备要》："甘苦微温，散血定痛。治吐血衄血，血痢血崩，目赤痈肿……为金疮杖疮要药。"

《本草新编》："味甘辛，气微寒，入五脏之经。最止诸血，外血可遏，内血可禁，崩漏可除……然皆用之于补血药之中，而收功独捷……止血之神药也，无论上、中、下之血，凡有外越者，一味独用亦效。加入于补血补气之中则更神。盖止药得补，而无沸腾之患；补药得止，而有安静之休也。"

9.水蛭

始载于《神农本草经》。为水蛭科水生环节动物蚂蟥、柳叶水蛭及水蛭的干燥全体。

[产地] 主产于山东、江苏，其他各地亦有生产。

[性味] 咸、苦，平，有小毒。

[归经] 归肝经。

[功能] 破血逐瘀。

[应用] 用于气血瘀滞的胃肠道肿瘤，症见腹内癥块坚硬，少腹满痛，舌质紫暗或有瘀斑，常与当归、川芎、赤芍、桃仁、丹参、八月札等配合应用。

[用量] 内服3~6g。

[文献摘要]

《神农本草经》："主逐恶血，瘀血……破血瘕积聚。"

《药性论》："行蓄血，血癥，积聚。"

《本草原始》："咸，苦，平，有毒……逐恶血瘀血月闭，破血癥积聚无子，利水道，堕胎，治女子月闭欲成血劳。"

《本经逢原》："咸走血，苦胜血，水蛭之咸苦以除蓄血，乃肝经血分药，故能通肝经聚血，攻一切恶血坚积。"

10.王不留行

始载于《神农本草经》。为石竹科植物麦蓝菜的干燥成熟种子。

[别名] 王不留、留行子。

[产地] 全国大部分地区均有分布。

[性味] 苦，平。

[归经] 归肝、胃经。

[功能] 活血通经，下乳。

[应用] 用于气滞血瘀的乳腺癌，症见肿块坚硬，推之不动，胸胁胀痛等，常与穿山甲、山慈姑、青皮、瓜蒌、露蜂房

等配合应用。

对晚期乳腺癌，局部溃破后，疮口破溃翻花，疼痛，流污水，常与土茯苓、生黄芪、天花粉、穿山甲、野菊花等配合应用。

［用量］内服6~10g。

［文献摘要］

《名医别录》："痈疽恶疮，瘘乳。"

《药性论》："治风毒，通血脉。"

《本草备要》："甘苦而平。其性行而不住，能走血分，通血脉，乃阳明、冲、任之药……除风去痹，止血定痛，通经利便，下乳，催生。"

《本草原始》："金疮止血，逐痛出刺，除风痹内塞，止心烦鼻衄，痈疽恶疮瘘乳，妇人难产。"

11. 千金子

始载于《蜀本草》。为大戟科二年生本草植物续随子的干燥成熟种子。

［别名］续随子。

［产地］主产于河南、浙江、河北、四川、辽宁、吉林等地。

［性味］辛，温，有毒。

［归经］归肝、肾、大肠经。

［功能］逐水退肿，破血消癥。

［应用］用于气滞湿阻的中晚期肿瘤的胸水、腹水等症。

如用于肺癌出现的胸水，常与芦根、葶苈子、桑白皮、白英、公英等配合应用。

用于肝癌、腹腔肿瘤出现的腹胀，腹水等症，常与白花蛇舌草、半枝莲、半边莲、九节茶、猫人参、大腹皮等配合应用。

[用量]内服1~2g，制霜入丸散用。

[文献摘要]

《日华子本草》："宣一切宿滞，治肺气水气，敷一切恶疮疥癣。"

《蜀本草》："治积聚痰饮。"

《开宝本草》："主癥瘕疝癖，瘀血蛊毒……利大小肠。"

12.马鞭草

始载于《神农本草经》。为马鞭草科多年生草本植物马鞭草的地上部分。

[产地]全国各地均有分布。

[性味]苦，微寒。

[功能]活血，通经，利水，截疟。

[应用]用于气血凝滞的肝癌，症见腹胀腹痛，胁下肿块坚硬等，常与莪术、蒲黄、郁金、黄药子、醋延胡索、川楝子等配合应用。

用于湿毒内蕴的中晚期肝癌，腹腔肿瘤出现腹水，常与白花蛇舌草、半枝莲、半边莲、九节茶、八月札、茯苓、大腹皮等配合应用。

[用量]内服10~30g。

[文献摘要]

《本草拾遗》："主癥癖血瘕……破血。"

《卫生易简方》："治膨胀烦渴，身干黑瘦。"

《本草备要》："味苦微寒，破血通经，杀虫消胀。治气血癥瘕，痈疮阴肿。"

《本经逢原》："色赤入肝经血分，故治妇人血气腹胀，月经不匀。通经散瘕，治金疮行血活血。"

13.月季花

始载于《本草纲目》。为蔷薇科植物小灌木月季花的干燥近开放花蕾和半开放花朵。

　　[别名]月月红。

　　[产地]主产于江苏、浙江、广东、安徽、山东等省，全国各地多有栽培。

　　[性味]甘，温。

　　[归经]归肝经。

　　[功能]活血调经，消肿。

　　[应用]用于肝郁气滞的乳房肿瘤，症见肿块坚硬或乳房胀痛、胸闷、嗳气等，常与八月札、土贝母、山慈菇、瓜蒌、香附、夏枯草等配合应用。

　　用于痰气交阻的甲状腺腺瘤，症见颈前肿块肿大、胸闷痰多等，常与昆布、海藻、牡蛎、浙贝等配合应用。

　　[用量]内服3~6g。

　　[文献摘要]

　　《本草纲目》："活血，消肿，敷毒。"

　　《分类草药性》："消肿止痛。"

　　《本草易读》："甘，温，无毒。活血消肿敷毒。"

　　《全国中草药汇编》："甘，温，活血通经，败毒消肿。"

　　14. 赤芍

　　始载于《神农本草经》。为毛茛科多年生草本植物芍药及其同属草芍药、川赤芍、毛叶芍药、毛草叶芍药、美丽芍药等的干燥根。

　　[产地]主产于内蒙古、河北、辽宁、黑龙江等地。

　　[性味]苦，微寒。

　　[归经]归肝经。

　　[功能]清热凉血，祛瘀止痛。

　　[应用]用于热毒内蕴的肝癌、胰腺肿瘤，症见发热心烦、胁下刺痛、便秘、齿龈出血等，常与丹皮、生地黄、当归、大黄等配合应用。

　　用于热毒壅滞的结肠、直肠癌，症见大便黏液脓血，腹部胀痛等，常与川连、木香、紫参、乌梅、银柴胡、九节茶、野葡萄藤等配合应用。

[用量]内服6～15g。

[文献摘要]

《神农本草经》："除血痹，破坚积，寒热疝瘕，止痛。"

《名医别录》："散恶血，逐贼血……消痈肿。"

《药性论》："腹中疹痛，血气积聚，通宣脏腑壅气……治心腹坚胀。"

《滇南本草》："行血，破瘀，散血块，止腹痛。"

《本经逢原》："酸苦微寒，无毒……性专下气，故止痛不减当归。"

15.延胡索

始载于《开宝本草》。为罂粟科多年生草本植物延胡索和齿瓣胡索的干燥球茎。

[别名]玄胡索、元胡。

[产地]主产于浙江。

[性味]辛、苦，温。

[归经]归心、肝、脾经。

[功能]活血，行气，止痛。

[应用]用于气血凝滞的胃肠道肿瘤出现脘腹疼痛，常与八月札、香附、川楝子、石见穿等配合应用。

用于中晚期消化道肿瘤及腹腔肿块压迫引起的癌性疼痛，常与全蝎、天龙、白花蛇舌草、白蔹、白薇、白英、川楝子等配合应用。

[用量]内服5～10g。

[文献摘要]

《开宝本草》："主破血……腹中结块。"

《日华子本草》："破癥瘕扑损瘀血……暴腰痛。"

《本草纲目》:"活血,利气,止痛、通小便。"

《本草备要》:"辛苦而温,入手足太阴、厥阴经。能行血中气滞,气中血滞,通小便,除风痹。治气凝血结,上下内外诸痛……癥瘕崩淋,月候不调……产后血运,暴血上冲,折伤积血,疝气危急,为活血利气第一要药。然辛温走而不守,通经坠胎。血热、气虚者禁用。"

《雷公炮制药性解》:"味苦辛,性温,无毒。入心、肺、脾、胃四经。活精血,疗产后之疾,调月水,主胎前之症。一切因血作痛之症并治。醋炒止血,生用破血,炒用调血。"

16.乳香

始载于《名医别录》。为橄榄科植物小乔木或乔木卡氏乳香树、鲍达乳香树及野乳香树等干燥的树脂。

[别名]滴乳香。

[产地]主产于非洲的索马里、埃塞俄比亚及阿拉伯半岛南部。

[性味]辛、苦,温。

[归经]归心、肝、脾经。

[功能]活血止痛,消肿生肌。

[应用]用于寒凝血瘀的骨肉瘤或肿瘤骨转移出现骨节酸楚疼痛,肿胀,行走不便等,常与没药、补骨脂、延胡索、土元、桃仁等配合应用。

[用量]内服3～10g。

[文献摘要]

《名医别录》:"疗风水毒肿,去恶气。"

《本草纲目》:"消痈疽诸毒……活血定痛,伸筋。"

《医学衷中参西录》:"治气血凝滞,疮癣癥瘕,心腹疼痛,腿疼臂疼,内外疮疡,一切脏腑积聚。"

《本草备要》:"香窜入心,苦温补肾,辛温通十二经。能去风伸筋，活血调气，托里护心，生肌止痛。治心腹诸痛，口噤耳聋，痈疽疮肿，产难折伤。"

《雷公炮制药性解》："味辛苦，性温无毒，入十二经。主祛邪下气，补肾益精，治霍乱，催产难，定心腹急疼，疗癥疹风痒、诸般恶疮，风水肿毒……亦入敷膏，止痛生肌。"

17.没药

始载于《开宝本草》。为橄榄科植物没药树或爱伦堡没药干燥的树脂。

[别名] 明没药、末药。

[产地] 主产于非洲的索马里、埃塞俄比亚等地。

[性味] 苦，平。

[归经] 归心、肝、脾经。

[功能] 活血止痛，消肿生肌。

[应用] 用于气滞血瘀的骨肉瘤或肿瘤骨转移，症见筋骨疼痛等，常与续断、杜仲、龙骨、土元、牛膝等配伍应用。

用于消化道肿瘤，症见脘腹疼痛，吞咽梗阻等，常与当归、赤芍、沉香、玫瑰花、乳香等配合应用。

用于卵巢肿瘤及其他肿瘤腹腔转移等，症见下腹疼痛，常与蒲黄、小蓟、延胡索、莪术等配合应用。

[用量] 内服3~10g。

[文献摘要]

《药性论》："心腹血瘀……筋骨瘀痛。"

《日华子本草》："破癥结宿血，消肿毒。"

《开宝本草》："主破血止痛……诸恶疮。"

《本草备要》："苦平，入十二经。散结气，通滞血，消肿定痛生肌，补心胆虚，肝血不足。治金疮杖疮，恶疮痔漏，翳晕目赤，产后血气痛，破癥堕胎。"

《雷公炮制药性解》："味苦辛，性平，无毒，入十二经。主破癥结宿血，止痛，疗金疮、杖疮、痔疮，诸恶肿毒，跌打损伤，目中翳晕，历节诸风，骨节疼痛。"

18.石见穿

始载于《神农本草经》。为唇形科鼠尾草属一年生草本植物的全草。

[产地] 主产于江苏、安徽等省。

[性味] 苦、辛，平。

[功能] 活血止痛。

[应用] 用于气滞血瘀的食道癌、胃癌等，症见胃脘疼痛，进食梗阻，腹部肿块坚硬拒按等，常与石打穿、急性子、厚朴、木香、猫人参、月季花、延胡索等配合应用。

用于骨肉瘤或肿瘤骨转移，症见骨节疼痛，常与寻骨风、鸡血藤、延胡索、姜黄等配合应用。

[用量] 内服 10～30g。

[文献摘要]

《神农本草经》："心腹积聚……通九窍……治诸血病，痈肿积块。"

《药性本草》："治心腹坚胀，散瘀血。"

《本草纲目》："主骨痛，大风，痈肿。"

《全国中草药汇编》："微苦，平。清热解毒，活血镇痛。"

19.皂刺

始载于《神农本草经》。为豆科植物落叶乔木皂荚的针刺。

[别名] 天丁、皂针。

[产地] 主产于山东、河南、四川、云南、贵州、湖北等地。

[性味] 辛，温。

[归经] 归肺、大肠经。

[功能] 托毒排脓，活血消痈。

[应用] 用于气血凝滞的乳房肿瘤，症见肿块坚硬，乳头

凹陷等，常与王不留行、青皮、穿山甲等配合应用；对晚期乳腺癌，癌瘤溃破，流污水等，可用本品煎汤外洗。

用于脾虚湿聚的结肠、直肠癌，症见腹胀，腹痛，大便黏液脓血等，常与苦参、紫参、白头翁、土茯苓等配合应用。

用于痰气交阻的恶性淋巴肉瘤及癌症淋巴结转移，症见全身浅表淋巴结肿大等，常与黄药子、海藻、香附、夏枯草、乳香、没药等配合应用。

[用量] 内服3~10g。

[文献摘要]

《本草纲目》："治痈肿，妒乳，风疠恶疮。"

《医鉴初集》："治痈疽恶毒。"

《本经逢原》："辛温无毒。去尖用，否则脱人须发……其治痘疹气滞不能起顶灌脓者，功效最捷。"

《本草易读》："治痈肿妒乳，疗风痒恶疮。下胎衣而杀虫，溃疮痛而涂癣。"

20.虎杖

始载于《名医别录》。为蓼科植物虎杖的根茎。

[别名] 大虫杖、苦杖、阴阳莲。

[产地] 我国大部分地区均产。

[性味] 苦，寒。

[归经] 归肝、胆、肺经。

[功能] 活血定痛，清热利湿，解毒，化痰止咳。

[应用] 用于肝胆湿热，瘀血蕴结的肝、胰等肿瘤，症见脘腹胀满，胁肋疼痛，纳差，大便燥结等，常与七叶一枝花、栀子、茵陈、枳壳、厚朴、川楝子等配合应用。

用于气血瘀滞的肿瘤骨转移出现骨节疼痛，肢体麻木等，常与川牛膝、没药、地龙、土元、鹿角霜、白芍等配合应用。

[用量] 内服10~30g。

［文献摘要］

《名医别录》："主通利月水，破留血癥结。"

《日华子本草》："心腹胀满……主疮疖痈毒……破风毒结气。"

《本草拾遗》："主风在骨节间及血瘀。"

《全国中草药汇编》："苦、酸，凉。清热利湿，通便解毒。"

21.牡丹皮

始载于《神农本草经》。为毛茛科落叶小灌木牡丹的干燥根皮。

［别名］丹皮、粉丹皮。

［产地］主产于安徽、湖南、四川、河南、山东等地。

［性味］苦、辛，微寒。

［归经］归心、肝、肾经。

［功能］清热凉血，活血散瘀。

［应用］用于热入营阴的中晚期肝癌、肺癌、鼻咽癌等，症见低热不退，骨蒸潮热，鼻衄，齿龈出血等，常与青蒿、赤芍、地骨皮、山栀等配合应用。

用于白血病，症见发热口渴，身发斑疹等，常与猪殃殃、青黛、紫草根等配合应用。

［用量］内服6~12g。

［文献摘要］

《神农本草经》："主寒热……除癥坚，瘀血留舍肠胃。"

《滇南本草》："消癥瘕之疾，除血分之热。"

《本草纲目》："和血，生血，凉血。治血中伏火，除烦热。"

《本草备要》："泻血中伏火，和血、凉血而生血，破积血，通经脉，为吐衄必用之药。治中风，五劳，惊痫瘛疭，除烦热，疗痈疮，下胞胎，退无汗之骨蒸。单瓣花红者入药，肉厚者佳。酒拌蒸用。"

《药鉴》:"气寒,味苦辛,阴中微阳也,无毒……止吐衄神方。惟其苦也,故除癥坚瘀血留舍于肠胃之中。惟其辛也,故散冷热血气收作于生产之后。月水欠匀者,服之即调。风痫时搐者,用之可定。痈疽用之,消肿住痛。痘家用之,行血排脓……其养真血而攻坏血。固真气而行结气耳。又治手少阴神不足,足少阴志不足,故仲景八味丸用。孕妇所忌。"

22.茜草

始载于《神农本草经》。为茜草科多年生草本植物茜草的干燥根及根茎。

[别名]红茜草、血见愁。

[产地]全国各地均有生产。

[性味]苦,寒。

[归经]归肝经。

[功能]凉血止血,活血祛瘀。

[应用]用于瘀血内阻的肝脏肿瘤,症见胁下刺痛,肿块坚硬,齿龈出血等,常与马鞭草、旋覆花、蒲黄、郁金、赤芍等配合应用。

用于膀胱肿瘤出现尿血及少腹疼痛等,常与萆薢、黄柏、血余炭、甘草梢等配合应用。

用于宫颈癌,症见崩漏下血,带下腥臭等,常与土茯苓、椿根皮、紫草根等配合应用。

[用量]10~15g。

[文献摘要]

《日华子本草》:"乳结……疮疖"。

《珍珠囊》:"去诸死血。"

《本草纲目拾遗》:"黄疸,瘕痞。"

《本草纲目》:"色赤入营,气温行滞,味酸走肝,而咸走血。"

《药鉴》:"气寒,味苦,无毒,阴中之微阳也……治跌扑损伤。吐下血如烂肝,凝积血成瘀块,虚热崩漏不止,劳伤吐衄时来,室女经滞不行,妇人产后血晕,治之皆愈。大都皆血家药也,故血滞者能行之,血死者能活之。痘家红紫干枯者,用之于活血药中甚妙。外症疮疖痈肿者,用之于排脓药中立效。"

23.柘树

始载于《备急千金要方》。属桑科柘属植物柘树的茎叶及全株。

[别名]穿破石、柘木、刺桑。

[产地]主产于河北、山东、河南、陕西。

[性味]微苦、甘,平。

[功能]化瘀止痛,祛风利湿,止咳化痰。

[应用]用于气滞血瘀的食管癌、贲门癌、胃癌等,症见胸腹疼痛,吞咽困难,面色黧黑等,常与鹿角霜、石见穿、石打穿、八月札等配合应用。

用于宫颈癌、卵巢癌,常与露蜂房、鹿角霜、天虫、紫草根等配合应用。

[用量]内服15~20g。

[文献摘要]

《本草拾遗》:"劳损虚羸。"

《日华子本草》:"治妇人崩中,血结。"

24.麝香

始载于《神农本草经》。为鹿科动物麝雄性腹脐部生长的香囊中积聚的香腺分泌和香囊在新陈代谢过程中脱落的内皮膜,经分泌物长期浸润融化,融合而成膏状、团块状物体。

[别名]射香、寸香、元寸。

[产地]主产于四川、西藏、云南、陕西、内蒙古等地。

［性味］辛，温。

［归经］归心、脾经。

［功能］开窍醒神，活血散结，止痛，催产。

［应用］用于颅脑肿瘤或肿瘤脑转移出现头痛，神志不清等，常与牛黄、天竺黄、乳香、没药等配合应用。

［用量］内服0.06~0.1g，入丸散剂。

［文献摘要］

《本草纲目》："通诸窍，开经络，透肌骨……积聚癥瘕。"

《名医别录》："心腹暴痛。"

《本草备要》："辛温香窜，开经络，通诸窍，透肌骨，暖水脏。治卒中诸风，诸气，诸血，诸痛，痰厥惊痫，癥瘕瘴疟，鼻塞耳聋，目翳阴冷。辟邪解毒，杀虫堕胎。"

《本经逢原》："麝香辛温芳烈，为通关利窍之专药。凡邪气着人，淹伏不起，则关窍闭塞，辛香走窜自内达外，则毫毛骨节俱开，从此而出。"

第五讲　以毒攻毒类药

1.天龙

始载于《本草纲目》。为壁虎科动物无蹼壁虎或其他几种壁虎的全体。

［别名］壁虎、守宫。

［产地］主产于江苏、浙江、安徽等地。

［性味］咸，寒，有小毒。

［功能］散结止痛，祛风定惊。

［应用］用于气滞血瘀的食道癌、胃癌等，症见脘腹胀满，痞块疼痛，食欲不振等，常与石见穿、枸橘李、穿破石、水红花子等配合应用。

用于肺癌，症见咳嗽、胸痛等，常与姜半夏、参三七、陈皮、川贝、桔梗、瓜蒌皮等配合应用。

［用量］内服2~5g。

［文献摘要］

《本草纲目》："血积成痞。"

《本经逢原》："守宫所治风痖惊痫诸病，犹蜈蚣之性能透经络也；且入血分，故又治血病、疮疡，以毒攻毒，皆取其尾善动之义。"

2.蟾酥

始载于《药性本草》。为蟾蜍科动物中华大蟾蜍、黑眶蟾蜍、亚洲蟾蜍头部两侧隆起的耳后腺及背部皮肤腺中产生的白色乳状浆液"蟾蜍毒素"。

［别名］癞蛤蟆浆、疥蛤蟆酥、虫酥。

［产地］主产于山东、河北、江苏、浙江、四川等地。

［性味］甘、辛，温，有毒。

［功能］散毒消肿，止痛开窍。

［应用］用于瘀毒壅滞的消化道肿瘤，症见脘腹胀满或隐痛，食欲不振，恶心，呕吐，胃部灼热等，常与牛黄、麝香等配合制成丸剂应用。

［用量］内服0.015~0.02g，入丸散剂。

［文献摘要］

《本草纲目》："一切恶肿。"

《日华子本草》："破癥结。"

《本草汇言》："能化解一切瘀郁壅滞诸疾，如积毒、积块、积胀、内疗痈肿之症。"

《本草备要》："辛温大毒，助阳气。治疗肿发背，小儿疳疾脑疳。"

《本经逢原》："辛温，其性最烈，凡用不过一分。"

3.干蟾皮

始载于《名医别录》。为蟾蜍科动物中华大蟾蜍或黑眶蟾蜍等同属它种蟾蜍的皮，经剥下晒干而成。

[别名] 癞蛤蟆皮。

[产地] 主产于山东、河北、江苏、浙江等地。

[性味] 辛，凉，微毒。

[功能] 清热毒，散积聚，消肿胀。

[应用] 用于热毒型的消化道肿瘤，如食道癌，症见吞咽梗阻，痰多黏腻等，常与石见穿、石打穿、穿破石、浙贝、陈皮、全瓜蒌等配合应用；胃癌症见上腹部胀痛，恶心，呕吐等，常与枳壳、佛手、陈皮、姜夏等配伍应用。

[用量] 内服 3~6g。

[文献摘要]

《名医别录》："疗阴蚀，疽疬，恶疮，猘犬伤疮。"

《本草纲目拾遗》："贴大毒，能拔毒，收毒。"

《日华子本草》："破癥结，治疳气，小儿面黄癖气。"

《本草备要》："辛凉微毒，入阳明胃。发汗退热，除湿杀虫。治疮疽发动，小儿劳瘦疳积。"

4.白花蛇

始载于《开宝本草》。为腹蛇科动物五步蛇除去内脏的干燥蛇体。

[别名] 蕲蛇、棋盘蛇、祁蛇。

[产地] 主产于江西、浙江、福建、湖南、台湾等地。

[性味] 甘、咸，温，有毒。

[归经] 归肝经。

[功能] 祛风，活络，定惊。

[应用] 用于风痰互结的颅脑肿瘤，症见惊痫抽搐，肢体麻木，头晕，头痛等，常与石菖蒲、天竺黄、制天虫、全虫配合应用。

用于淋巴肿瘤，症见淋巴结肿大，四肢麻木酸楚等，常与山慈菇、僵蚕、昆布、海藻、牡蛎等配伍应用。

用于骨肉瘤或肿瘤骨转移出现的筋骨酸楚，骨节疼痛，拘挛等，常与补骨脂、当归、鹿含草、牛膝、鸡血藤、全蝎等配合应用。

［用量］内服 3～10g。

［文献摘要］

《开宝本草》："筋脉拘急，口面㖞斜，半身不遂，骨节疼痛。"

《本草纲目》："急慢惊风，搐搦，瘰疬漏疾。"

《本草备要》："甘咸而温。蛇善行而数蜕，如风之善行而数变……故能内走脏腑，外彻皮肤，透骨搜风，截惊定搐，治风湿瘫痪，大风疥癞。"

5.全蝎

始载于《开宝本草》。为钳蝎科节肢动物向荆蝎的干燥虫体。

［别名］全虫、蝎子。

［产地］产于我国各地。

［性味］辛，平，有毒。

［归经］归肝经。

［功能］止痉，解毒散结，通络止痛。

［应用］用于风痰上扰，瘀血凝结的颅脑肿瘤，症见头涨头痛，惊痫抽搐等，常与羚羊角、天龙、僵蚕等配合应用。

用于瘀毒内阻的各种中晚期肿瘤如胃癌、食道癌、肝癌、骨肿瘤等出现癌性疼痛，常与佛手、九节茶、穿破石、天龙、露蜂房、乳香、没药等配伍应用。

［用量］内服 2～5g。

［文献摘要］

《开宝本草》："疗诸风瘾疹及中风半身不遂，口眼歪斜，语涩，手足抽掣。"

《玉楸药解》："穿筋透骨，逐湿除风。"

《本草备要》："辛甘有毒，色青属木。故治诸风眩掉，惊痫搐搦，口眼㖞斜，疟疾风疮，耳聋带疝，厥阴风木之病……类中风，慢脾惊属虚者宜用。"

6.蜈蚣

始载于《神农本草经》。为蜈蚣科节足动物少棘巨蜈蚣的干燥全体。

［产地］全国各地均产。

［性味］辛，温，有毒。

［归经］归肝经。

［功能］止痉，解毒散结，通络止痛。

［应用］用于瘀血阻络的颅脑肿瘤术后或肿瘤转移，症见颠顶剧烈疼痛，口眼歪斜，惊痫抽搐等，常与全蝎、天竺黄、白芷、醋延胡索、乳香、没药等配合应用。

用于骨肿瘤或肿瘤骨转移以及各种晚期癌肿，出现剧烈疼痛，常与僵蚕、土元、地龙、菝葜等配合应用。

［用量］内服1～3g。

［文献摘要］

《名医别录》："疗心腹寒热积聚。"

《日华子本草》："治癥癖。"

《本草备要》："辛温有毒。入厥阴肝经。善走能散，治脐风撮口，惊痫瘰疬。"

《本经逢原》："辛温有毒，火炙去足用。"

《本草纲目》："疗心腹寒热积聚，堕胎，去恶血。治癥癖，小儿惊痫风搐，脐风，口噤，丹毒秃疮瘰疬，便毒痔疮，蛇瘕蛇瘴蛇伤。"

7.蝮蛇

始载于《名医别录》。为蝮蛇科动物蝮蛇除去内脏的全体。

［产地］我国北部和中部均有分布。

［性味］甘，温，有毒。

［功能］祛风解毒，散结。

［应用］用于气滞血瘀的中晚期食管癌、贲门癌、胃癌等，症见心下痞块坚硬，胀满疼痛，吞咽困难，甚则反食等，常与石见穿、八月扎、莪术等配合应用。

用于中晚期骨肿瘤或肿瘤骨转移，出现的癌性疼痛，关节酸楚等，常与干蟾皮、延胡索、土元等配合应用。

［用量］内服：酒浸，每天5~10mL；或烧存性研末，每日3~10g。

［文献摘要］

《名医别录》："疗癫疾，诸瘘，心腹痛，下结气。"

《本草拾遗》："治大风及诸恶风，恶疮瘰疬。"

《本经逢原》："肉大热，胆微寒并有毒……诸蛇皆是卵生，惟蝮蛇破母腹出，恶毒尤烈，故名蝮蛇……取蝮蛇肉酿酒，以疗癫疾。蝮蛇胆磨汁以涂恶疮，总取杀虫攻毒之用耳。"

8.土鳖虫

始载于《神农本草经》。为鳖蠊科昆虫地鳖或冀地鳖雌虫的干燥体。

［别名］土元、地鳖虫、䗪虫。

［产地］全国大部分地区均有生产。

［性味］咸，寒，有小毒。

［归经］归肝经。

［功能］破血逐瘀，续筋接骨。

［应用］用于气血瘀滞的消化道肿瘤，症见胁下痞块坚硬，疼痛拒按，脘腹胀闷不适，常与莪术、水蛭、丹参等配合应用。

用于骨肿瘤或肿瘤骨转移，症见筋骨不利，骨节疼痛，肢体麻木等，常与三七、鸡血藤、地龙等配伍应用。

[用量]内服3~10g。

[文献摘要]

《神农本草经》："血积癥瘕，破坚，下血闭。"

《药性论》："破留血积聚。"

《本草经疏》："主心腹血积，癥瘕血闭诸证。"

《本经逢原》："咸寒有毒……能和伤损，散阳明积血。"

《本草原始》："心腹寒热洗洗，血积癥瘕，破坚，下血闭，生子大良。月水不通，破留血积聚。通乳汁，用一枚，擂水半合，滤服，勿令知之。行产后血积，折伤瘀血，治重舌木舌口疮，小儿腹痛夜啼。"

9.露蜂房

始载于《神农本草经》。为胡蜂科昆虫大黄蜂的巢。

[别名]大黄蜂窠。

[产地]全国大部分地区均有生产。

[性味]甘，平，有毒。

[归经]归胃经。

[功能]攻毒，杀虫，祛风。

[应用]用于热毒壅滞的乳房肿核，常与王不留行、青皮、山慈菇、穿山甲等配合应用。

用于食道癌，症见吞咽困难，胸前灼热，隐痛等，常与八月札、石打穿、穿破石、七叶一枝花等配合应用。

用于子宫颈癌，症见小腹胀痛，带多腥臭等，常与木馒头、半枝莲、半边莲、苦参、土茯苓等配合应用。

[用量]内服6~12g。

[文献摘要]

《名医别录》："治恶疽附骨疽……疗毒肿。"

《本草汇言》："散疔肿恶毒。"

《本草备要》："甘平有毒。治惊痫瘛疭，附骨痈疽……涂瘰疬成瘘，止风、虫牙痛，敷小儿重舌，起阴痿。取悬于树，受风露者，炙用。"

《本经逢原》："阳明药也。《本经》治惊痫癫疾，寒热邪气，蛊物肠痔，以其能祛涤痰垢也。疮疡齿痛及他病用之者，皆取其以毒攻毒杀虫之功耳。"

10.马钱子

始载于《本草纲目》。为马钱科常绿乔木马钱和同科攀援状木质藤本植物云南马钱的成熟干燥种子。

[别名] 番木鳖、马钱。

[产地] 前者为进口；后者主产于云南、广东等地。

[性味] 苦，寒，有毒。

[归经] 归肝、脾经。

[功能] 通络散结，消肿定痛。

[应用] 用于瘀毒凝结的食道癌、胃癌、骨肿瘤等，常与甘草等解毒药制成丸剂应用。

用于湿聚毒盛的皮肤癌，常与穿山甲、紫草、雄黄等配合制成药膏外用。

[用量] 内服0.3~0.9g，做丸散服。

[文献摘要]

《本草纲目》："消痞块。"

《外科全生集》："祛皮里膜外凝结之痰毒。"

《本草原始》："伤寒热病，咽痛痹痛，消痞块。"

11.石蒜

始载于《本草图经》。为石蒜科植物石蒜的鳞茎。

[别名] 老鸦葱、乌蒜、蒜头草、龙爪花。

[产地] 分布于我国中部及西南各省区。

[性味] 辛，甘，温，有毒。

[功能] 消肿，杀虫。

[应用] 用于寒凝痰壅的淋巴肉瘤，症见全身浅表性淋巴结肿大，四肢麻木，乏力，畏寒等，常与天葵子、牡蛎、黄药

子、山慈菇等配伍应用。

用于肝、胆等肿瘤，症见胸膈胀满，疼痛等，常与枳实、黄药子、三白草等配合应用；如见黄疸，腹水，可用本品与蓖麻子捣烂外敷足心。

[用量]内服 1 ~ 2g。

[文献摘要]

《本草纲目》："疗疮恶核。"

《闽东本草》："清热，解毒，散结，消肿。"

《全国中草药汇编》："消肿，杀虫。"

12.长春花

始载于《中国药用植物图鉴》。为夹竹桃科常绿多年生亚灌木长春花的全草。

[别名]雁来红、日日新。

[产地]我国南部各省均有栽培。

[性味]苦，凉，有毒。

[功能]抗癌，清肝热。

[应用]用于瘀血凝滞，热毒炽盛的白血病，症见发热胸痛，皮肤瘀点瘀斑等，常与猪殃殃、龙葵、紫草、青黛等配合应用。

[用量]内服 3 ~ 9g。

[文献摘要]

《常用中草药彩色图谱》："治疗何杰金氏病、恶性肿瘤。"

《广西药植名录》："治白血病、肺癌、绒毛膜上皮癌、淋巴肿瘤。"

13.苍耳子

始载于《神农本草经》。为菊科一年生草本植物苍耳的干燥成熟带总苞的果实。

[别名]苍子。

[产地]各地均产。

［性味］辛、苦，温，有小毒。

［归经］归肺经。

［功能］通鼻窍，祛风湿，止痛。

［应用］用于痰湿内阻的颅脑肿瘤，症见头痛头晕，肢体麻木，视物模糊等，常与黄药子、白芷、蔓荆子、天竺黄、胆南星、昆布等配合应用。

用于鼻咽癌，症见头痛，鼻塞，胸闷，痰多黏腻，鼻流脓涕等，常与白花蛇舌草、半边莲、九节茶、半枝莲、野菊花、猫人参、象贝等配合应用。

［用量］内服3～10g。

［文献摘要］

《神农本草经》：“主风头寒痛，风湿周痹，四肢拘挛痛，恶肉死肌。”

《日华子本草》：“治瘰疬。”

《本草正》：“治鼻渊。”

《本草备要》：“甘苦性温，善发汗散风湿，上通脑顶，下行足膝，外达皮肤。治头痛目暗，齿痛鼻渊，肢挛痹痛，瘰疬疮疥，遍身瘙痒。”

14.肿节风

始载于《江西草药》。为金粟兰科多年生草本植物接骨金粟兰的全草。

［别名］九节茶。

［产地］生产于长江以南。

［性味］辛、苦，平，有小毒。

［功能］清热解毒，活血散瘀。

［应用］用于痰瘀互阻的食管癌，症见吞咽困难，胸前灼热等，常与白花蛇舌草、半枝莲、半边莲、猫人参、全瓜蒌、丹参、石见穿等配伍应用。

用于胃癌，症见胸闷，腹胀，恶心，呕吐等，常与七叶一枝花、土茯苓、灵芝、天龙等配合应用。

用于结肠、直肠癌，常与土茯苓、白花蛇舌草、虎杖、木香等配合应用。

用于胰腺癌，症见腹痛，腰部疼痛，恶心，黄疸等，常与茵陈、山栀、陈皮、郁金等配合应用。

［用量］内服 10～15g。

［文献摘要］

《生草药性备要》："破积，止痛。"

《陆川本草》："健脾，活血。"

《闽东本草》："可止呕吐。"

15.狗舌草

始载于《新修本草》。为菊科千里光属植物狗舌草的全草。

［别名］白火丹草、铜交杯。

［产地］我国自东北至西南均有分布。

［性味］苦，寒，有小毒。

［功能］清热解毒，利尿。

［应用］用于热毒内蕴的白血病，症见发热，烦躁，身发斑疹等，常与猪殃殃、葵树子、空心苋、猫人参、紫草根等配合应用。

［用量］内服 10～15g。

［文献摘要］

《新修本草》："主疥、瘙疮，杀小虫。"

《履巉岩本草》："治髭疖，收疮口。"

16.娃儿藤

始载于《江西本草》。为萝摩科娃儿藤多年生蔓生草本植物卵叶娃儿藤的根及全草。

［产地］主产于贵州、江西、浙江、福建等地。

［性味］辛，温，有小毒。

［功能］祛瘀止痛，祛风化痰。

［应用］用于热毒壅盛的白血病，症见皮肤瘀斑、瘀点，发热，胸闷，胸痛等，常与猪殃殃、青黛、凤尾草、空心大蓟、七叶一枝花、紫草等配合应用。

用于痰火胶结的淋巴瘤，常与夏枯草、天葵子、漏芦、黄药子等配合应用。

［用量］内服 5 ~ 10g。

［文献摘要］

《江西草药》："祛风化痰……散瘀。"

《浙江民间常用草药》："消肿解毒。"

17.黄药子

始载于《开宝本草》。为薯蓣科多年生缠绕本草植物黄独的干燥块茎。

［别名］黄药。

［产地］长江以南各地均有分布。

［性味］苦，寒。

［归经］归肺、肝经。

［功能］散结消瘿，清热解毒，凉血止血。

［应用］用于痰壅气滞的食道癌、胃癌，症见吞咽梗阻，胸前灼痛，食入作吐，胸脘胀闷等，常与白花蛇舌草、半枝莲、半边莲、石打穿、橘叶等配合应用。

用于鼻咽癌、甲状腺肿瘤、淋巴肉瘤等，症见咽喉肿痛，痰血，鼻衄，浅表性淋巴结肿大等，常与夏枯草、香附、九节茶、猫人参、昆布、海藻等配合应用。

用于肺癌，症见咳嗽痰多，咯血，胸痛等，常与公英、瓜蒌皮、黄芩等配合应用。

［用量］内服 10 ~ 15g。

［文献摘要］

《开宝本草》："主诸恶肿疮瘘，喉痹。"

《本草纲目》："凉血，降火，消瘿解毒。"

《本草原始》："苦，平，无毒……诸恶疮肿瘘，喉痹，蛇犬咬毒……凉血降火，消瘿解毒。"

18.猫爪草

始载于《本草拾遗》。为毛茛科多年生小草本植物小毛茛的块根。

[产地]产于长江中、下游各省。

[性味]辛、苦，平，有小毒。

[功能]解毒散结。

[应用]用于痰凝气滞的甲状腺肿瘤、甲状腺腺瘤、纵隔肿瘤等，症见胸闷气促，咳嗽痰多，甲状腺肿核突起，随吞咽而上下移动等，常与夏枯草、香附、昆布、海藻、山慈菇、黄药子等配合应用。

用于淋巴肉瘤、鼻咽癌颈淋巴结转移、颈项肿块坚硬等，常与黄药子、天葵子、青皮、山慈菇、香附、夏枯草等配合应用。

[用量]内服10~24g。

[文献摘要]

《本草拾遗》："恶疮痈肿疼痛。"

《中药材手册》："治颈上瘰疬结核。"

19.喜树

始载于《浙江民间常用草药》。为珙桐科落叶乔木喜树的果实及根皮、树皮。

[别名]喜树根皮、喜树果。

[产地]产于我国西南各地。

[性味]苦，寒，有毒。

[功能]破血化瘀，抗肿瘤。

[应用]用于气滞血凝的消化道肿瘤，症见胃脘胸腹刺痛，灼热，心下痞块胀满拒按等，常与石打穿、蒲黄、丹参、

白薇、白英、公英、重楼等配合应用。

用于淋巴肉瘤、白血病等，症见发热，胸闷，胸痛，淋巴结肿大等，常与漏芦、九节茶、瓜蒌、夏枯草等配合应用。

〔用量〕内服3～9g。

〔文献摘要〕

江西《中草药学》："制癌，消结。"

20.雄黄

始载于《神农本草经》。为单斜晶系硫化物类矿物雄黄的矿石。

〔别名〕苏雄黄、鸡冠石。

〔产地〕主产于湖南、贵州、云南等地。

〔性味〕辛，苦，温。

〔归经〕归心、肝、胃经。

〔功能〕解毒，杀虫。

〔应用〕用于湿毒郁于肌肤的皮肤癌、子宫颈癌、唇癌、阴茎癌、乳腺癌等，症见肿块坚硬，表面凹凸不平甚则破溃流污水等，常与六神丸或其他解毒药配合，制成丸散服用或外涂。

〔用量〕内服入散丸0.3～0.6g。

〔文献摘要〕

《神农本草经》："主寒热，鼠瘘，恶疮，疽痔，死肌，杀……百虫毒。"

《名医别录》："鼻中息肉……积聚，癖气，中恶腹痛。"

《本草备要》："辛温有毒。得正阳之气，入肝经气分，搜肝强脾，散百节大风，杀百毒，辟鬼魅。"

21.

始载于《开宝本草》。为天南星科多年生草本植物魔芋的球茎。

〔别名〕魔芋、鬼蜡烛、蛇大谷。

[产地] 产于陕西、甘肃等省。

[性味] 辛，温，有毒。

[功能] 消肿散结，解毒止痛。

[应用] 用于痰涎壅盛、上蒙清阳的颅内肿瘤，症见头痛，肢麻，半身不遂，舌强呕吐等，常与石菖蒲、山慈菇、胆南星、象贝等配合应用。

用于甲状腺癌、淋巴肉瘤、鼻咽癌等，症见胸闷不适，淋巴结肿大等，常与海藻、昆布、山慈菇、黄药子等配合应用。

[用量] 内服 10~15g。

[文献摘要]

《开宝本草》："主痈肿风毒。"

《草木便方》："化食，消陈积，癥聚。"

第六讲　扶正固本类药

1.人参

始载于《神农本草经》。为五加科多年生草本植物人参的干燥根和根茎。

[别名] 人葆、力参、棒槌。

[产地] 主产于我国东北各省。

[性味] 甘、微苦，微温。

[归经] 归脾、肺经。

[功能] 大补元气，补脾益肺，生津止渴，安神增智。

[应用] 用于脾胃气虚的消化道肿瘤，症见面色萎黄，倦怠乏力，心悸气短，腹胀纳少，大便溏薄，舌淡，脉细等，常与白术、茯苓、紫参、山药、白英、白花蛇舌草、半枝莲、半边莲等配合应用。

用于肺气虚的肺癌，症见形体消瘦，咳嗽气急，胸闷喘促，舌淡，脉细弱等，常与黄芪、五味子、橘红、沙参、麦冬等配合应用。

用于各种中晚期癌有气虚表现者以及各种肿瘤患者，经放疗或化疗后，正气虚弱，气血不足，出现神疲乏力，肢体倦怠，口干津少及白细胞下降等。

[用量]内服 5 ~ 10g。

[文献摘要]

《本草经疏》："人参能回阳气于垂绝，却虚邪于俄顷，其主治也，则补五脏。"

《名医别录》："通血脉，破坚积。"

《药性论》："补五脏气不足，五劳七伤，虚损瘦弱，吐逆不下食。"

《本草备要》："生甘苦微凉，熟甘温。大补肺中元气。泻火，益土，生金，明目，开心益智，添精神，定惊悸，除烦渴，通血脉，破坚积，消痰水。治虚劳内伤，发热自汗，多梦纷纭，呕哕反胃，虚咳喘促，疟痢滑泻，淋沥胀满，中暑、中风及一切血证……补剂用熟，泻火用生。"

《本经逢原》："人参甘温，气薄味厚，阳中微阴，能补肺中元气，肺气旺，四脏之气皆旺，精自生而形自盛，肺主诸气故也。古人血脱益气，盖血不自生，须得补阳气之药乃生，阳生则阴长，血乃旺耳。若单用补血药，血无由而生也。《素问》言：无阳则阴无以生，无阴则阳无以化。故补气必用人参，补血须兼用之。"

2. 甘草

始载于《神农本草经》。为豆科多年生草本植物甘草和光果甘草等的干燥根和根状茎（芦头）。

[别名]甜甘草。

[产地]主产于内蒙古、山西、甘肃、新疆等地。

[性味]甘，平。

[归经] 归心、脾、胃经。

[功能] 补脾益气，润肺止咳，缓急止痛，缓和药性。

[应用] 用于肺阴不足的肺癌，症见干咳无痰，胸闷气喘，神疲乏力，口干津少等，常与石韦、知母、沙参、桔梗、麦冬等配合应用。

用于气血两亏的各种中晚期肿瘤，症见气短乏力，面色无华，头晕目眩，食少便溏，舌淡，脉弱等，常与黄芪、人参、赤灵芝、何首乌、白术、茯苓等配合应用。

[用量] 内服2～10g。

[文献摘要]

《名医别录》"通经脉，利血气，解百药毒。"

《汤液本草》"消五发之疮疽。"

《本草备要》："味甘。生用气平，补脾胃不足而泻心火；炙用气温，补三焦元气而散表寒。入和剂则补益，入汗剂则解肌，入凉剂则泻邪热，入峻剂则缓正气，入润剂则养阴血。能协和诸药，使之不争，生肌止痛，通行十二经，解百药毒，故有国老之称。中满证忌之。"

《本草易读》："味甘，气平，性缓，无毒，入脾胃二经。和诸药，解百毒，养育二土，培植中州。上行宜头，下行宜梢。生用泻火热，熟用散表寒。咽喉肿痛，一切疮疡，并宜生用。"

3.白术

始载于《神农本草经》。为菊科多年生草本植物白术的干燥根茎。

[别名] 于术。

[产地] 主产于浙江、江西、湖南、湖北、安徽等地。

[性味] 苦、甘，温。

[归经] 归脾、胃经。

　　[功能] 补气健脾，燥湿利水，止汗安胎。

　　[应用] 用于脾虚湿盛的消化道肿瘤，症见食少便溏，脘腹胀满，倦怠无力等，常与人参、陈皮、茯苓、山药、扁豆、赤灵芝等配合应用。

　　用于脾失健运，水湿内停的肝癌、肺癌等，症见胸腹胀满，胸水，腹水等，常与猪苓、茯苓、泽泻、赤灵芝、大腹皮等配合应用。

　　[用量] 内服5～15g。

　　[文献摘要]

　　《名医别录》："消痰水，逐皮间风水结肿，除心下急满……利腰脐间血。"

　　《药性论》："心腹胀痛，破消宿食……治水肿胀满，止呕逆，腹内冷痛，吐泻不住，及胃气虚冷痢。"

　　《日华子本草》："冷气腹胀……止反胃呕逆……痃癖气块，妇人冷癥瘕。"

　　《本草备要》："苦燥湿，甘补脾，温和中。在血补血，在气补气，无汗能发，有汗能止。燥湿则能利小便，生津液，止泄泻，消痰水肿满，黄疸湿痹；补脾则能进饮食，祛劳倦，止肌热，化癥癖；和中则能已呕吐，定痛安胎。血燥无湿者禁用。"

　　《本草易读》："入脾胃二经。燥湿补脾，温中和胃，生津止渴，已呕住泻。进饮食，祛劳倦，消痰水，除肌热。君黄芩而安胎，佐枳实以消痞。"

　　4. 灵芝

　　始载于《神农本草经》。为多孔菌科多孔菌属植物紫芝、赤芝的全株。

　　[产地] 主产于河北、山东、山西、四川、江苏等地。

　　[性味] 甘，微温。

　　[功能] 益气补血，养心安神，止咳平喘。

［应用］用于气虚血瘀的消化道肿瘤，症见体虚乏力，面黄无华，形体消瘦，心悸，失眠，胃脘隐痛，食入梗阻等，常与柘木、茯苓、白术、人参等配合应用。

用于脾气虚弱、肺气壅塞的肺癌，症见久咳不止，咳痰不畅，喘促胸痛等，常与紫菀、百部、党参、橘红、竹沥、瓜蒌等配合应用。

用于各种中晚期肿瘤经放疗、化疗后，体虚乏力，心悸气短，面色无华，白细胞下降等，常与黄芪、党参、旱莲草、白术、菟丝子、女贞子等配合应用。

［用量］内服6~15g。

［文献摘要］

《神农本草经》："保神，益精气，坚筋骨，好颜色。"

《本草纲目》："疗虚劳。"

《本草原始》："赤芝，一名丹芝，生霍山；黑芝，一名玄芝，生常山；青芝，一名龙芝，生泰山；白芝，一名玉芝，生华山；黄芝，一名金芝，生嵩山；紫芝，一名木芝，生高夏山。六芝俱主祥瑞，故曰灵芝……赤芝，如珊瑚，味苦，平。主胸中结，益心气，补中，增慧智，不忘，久服轻身不老，延年。"

《全国中草药汇编》："淡，温。滋养强壮……头晕，失眠，神经衰弱，高血压病，冠心病，血胆固醇过高症，肝炎，慢性支气管炎，哮喘，矽肺，风湿性关节炎。"

5.党参

始载于《本草从新》。为桔梗科多年生草本植物党参的干燥根。

［别名］西党参（文党、晶党、台党）、潞党参（白皮党）、东党（吉林党）。

［产地］我国北方大部分地区均产。

［性味］甘，平。

［归经］归脾、肝经。

［功能］补中益气，生津养血。功同人参。

［应用］用于脾肺气虚的中晚期肺癌，症见咳嗽，胸闷，气急，动则气促，面色㿠白等，常与茯苓、黄芪、黄精、灵芝、当归、麦冬、白术、桔梗等配合应用。

用于各种中晚期肿瘤患者，因手术、化疗、放疗后，出现气血不足，形体消瘦，倦怠乏力，面色萎黄等，常与黄芪、白术、茯苓、甘草、熟地黄、当归、女贞子、旱莲草等配合应用。

［用量］内服10～30g。

［文献摘要］

《本草从新》："补中益气，和脾胃，除烦渴。"

《本草纲目拾遗》："治肺虚，能益肺气。"

《本草易读》：人参"生上党山谷及辽东。辽东即高丽参也……上党即潞州也。"注：《神农本草经》有人参，而无党参。今所用之人参，"皆是辽参"，即人参，而上党之参，则称党参，又名"潞参"。故古之人参处方，亦可以党参用之。

6.黄芪

始载于《神农本草经》。为豆科多年生草本植物黄芪和内蒙黄芪的根。

［别名］绵黄芪、箭芪。

［产地］黄芪主产于山西、山东、甘肃、黑龙江、内蒙古等地。内蒙黄芪主产于内蒙古、吉林、河北、山西等地。

［性味］甘，微温。

［归经］归脾、肺经。

［功能］补气升阳，益卫固表，托毒生肌，利于退肿。

［应用］用于脾肺气虚的中晚期肺癌、纵隔肿瘤等，症见倦怠乏力，短气懒言，汗多等，常与党参、白术、白扁豆、灵

芝、茯苓等配合应用。

用于脾虚湿聚的晚期肺癌、肝癌、盆腔肿瘤等，症见胸水，腹水，胸闷气促，神疲乏力，舌淡，脉细等，常与白术、茯苓、猫人参、白花蛇舌草、半枝莲、半边莲等配合应用。

［用量］内服10～15g。

［文献摘要］

《名医别录》："逐五脏间恶血。"

《日华子本草》："破癥癖，治瘰疬，瘿赘。"

《医学启源》："内托阴证疮疡。"

《本草备要》："甘温，生用固表，无汗能发，有汗能止，温分肉，实腠理，泻阴火，解肌热；炙用补中，益元气，温三焦，壮脾胃……排脓内托，疮痈圣药。"

《本草易读》："味甘，气平。入足阳明胃、足太阴脾。补虚弱，排疮脓，益元气，壮脾胃，祛肌热，敛汗泄。助当归以生血。佐防风以驱风。生用微凉，实表敛汗者宜之。"

7.桂枝

始载于《神农本草经》。为樟科植物常绿乔木肉桂树的干燥嫩枝。

［产地］主产于广东、广西。

［性味］辛、甘，温。

［归经］归心、肺、膀胱经。

［功能］发汗解表，温经通阳。

［应用］用于脾胃虚寒，瘀血凝结的胃癌、结肠癌、直肠癌，症见脘腹胀满，隐痛，便溏，时伴脓血，纳少无味，肢体浮肿等，常与大腹皮、土茯苓、玫瑰花、紫参、党参、白术、白扁豆等配合应用。

用于寒凝血瘀的骨肿瘤或肿瘤骨转移，症见肢体麻木，骨节疼痛，拘挛等，常与补骨脂、菝葜、川牛膝、丹参、鹿角霜等配合应用。

[用量] 内服 3 ~ 10g。

[文献摘要]

《本草经疏》："风痹骨节挛痛。"

《本草再新》："温中行血，健脾燥胃，消肿利湿。"

《药品化义》："除肢节间痰凝血滞。"

《本经逢原》："桂枝上行而散表，透达营卫，故能解肌。"

《本草备要》："辛甘而温，气薄升浮。入太阴肺、太阳膀胱经。温经通脉，发汗解肌。治伤风头痛，中风自汗。调和营卫，使邪从汗出，而汗自止。亦治手足痛风、胁风。"

8.白扁豆

始载于《名医别录》。为豆科一年生缠绕茎草本植物扁豆的成熟干燥种子。

[别名] 扁豆。

[产地] 我国南北各地均有栽培。

[性味] 甘，微温。

[归经] 归脾、胃经。

[功能] 健脾化湿。

[应用] 用于脾虚湿阻的胃肠道肿瘤，症见食少腹胀，肢倦乏力，大便泄泻等，常与党参、白术、茯苓、乌梅、五味子、苡仁、白蔻等配合应用。

[用量] 内服 10 ~ 30g。

[文献摘要]

《名医别录》："主和中，下气。"

《滇南本草》："治脾胃虚弱，反胃冷吐，久泻不止，食积痞块。"

《本草纲目》："暖脾胃，除湿热。"

《本草备要》："甘温腥香，色白微黄，脾之谷也。调脾暖胃，通利三焦，降浊升清，消暑除湿，止渴止泻，专治中宫之病，解酒毒、河豚毒。"

9.地黄

始载于《神农本草经》。为玄参科多年生草本植物怀庆地黄的根，经加工炮制而成。

[别名] 熟地黄、生地黄、干地黄。

[产地] 主产于河南、河北等地。

[性味] 甘，微温。

[归经] 归肝、肾经。

[功能] 养血滋阴，补精益髓。

[应用] 用于肝肾阴虚、气血不足的中晚期消化道肿瘤，症见面色萎黄，肢倦乏力，食欲不振，吐血，黑便等，常与黄芪、炒白术、白芍、萸肉等配合应用。

用于瘀血蕴结的宫颈癌、子宫肌瘤等，症见面色无华，头晕乏力，崩漏下血等，常与莪术、当归、丹参、白芍等配合应用。

[用量] 内服 10～30g。

[文献摘要]

《珍珠囊》："大补血虚不足，通血脉。"

《本草备要》："生地黄，甘苦大寒，入心肾，泻丙火，清燥金。消瘀通经，平诸血逆……干地黄，甘苦而寒，沉阴而降。入手、足少阴、厥阴，及手太阳经。滋阴退热，生血凉血……熟地黄，甘而微温，入手足少阴、厥阴经。滋肾水，补真阴，填骨髓，生精血，聪耳明目，黑发乌髭。治劳伤风痹，胎产百病，为补血之上剂。"

《药鉴》："生地黄，气寒，味甘苦，无毒，气薄味厚，沉也，阴中之阳也。性虽大寒，较熟地则犹宣通而不泥膈，故能凉心火之血热，泻脾土之湿热，止鼻中之衄热，除五心之烦热……熟地黄，气寒，味甘苦，无毒，气薄味厚，沉也，阴中之阳也。唯其性寒泥滞，故用醇酒洗过，或姜汁炒过，或同附子用，不惟行滞，且能引导入肾。下元血虚者，必须用之。又能填骨髓，长肌肉。尺脉微者，桂附相宜。尺脉旺者，宜用黄柏、知母，则滋阴降火补肾。"

10.当归

始载于《神农本草经》。为伞形科多年生草本植物当归的干燥根。

[别名] 西归、秦归。

[产地] 主产于甘肃、陕西、四川、云南、湖北等地。

[性味] 甘、辛，温。

[归经] 归肝、心、脾经。

[功能] 补血，活血，止痛，润肠。

[应用] 用于瘀血积聚的宫颈癌、胃肠道肿瘤等，症见肿块坚硬，烧灼刺痛，舌质紫暗或有瘀斑等，常与三棱、莪术、丹参、川芎、乳香、没药等配合应用。

用于血虚体弱的中晚期肿瘤，症见面色萎黄，皮肤干枯，头晕目眩，乏力，便秘等，常与人参、炒白术、黄芪、熟地黄、首乌、女贞子、旱莲草等配合应用。

[用量] 内服 5 ~ 15g。

[文献摘要]

《日华子本草》："破恶血，养新血及主癥癖。"

《药性论》："破宿血。"

《本草纲目》："治痈疽……和血补血。"

《本草备要》："甘温和血，辛温散内寒……入心、肝、脾，为血中之气药。治虚劳寒热，咳逆上气。温疟，澼痢，头痛腰痛，心腹诸痛，风痉无汗，痿痹癥瘕，痈疽疮疡，冲脉为病，气逆里急，带脉为病，腹痛腰溶溶如坐水中，妇人诸不足，一切血症，阴虚而阳无所附者。润肠胃，泽皮肤，养血生肌，排脓止痛。"

《药鉴》："气温，味辛甘，气味俱轻，可升可降，阳也。

多用，大益于血家，诸血证皆用之。但流通而无定，由其味带辛甘而气畅也，随所引导而各至焉。入手少阴，以其心主血也。入足太阴，以其脾裹血也。入足厥阴，以其肝藏血也。与白术、白芍、生地同用，则能滋阴补肾。与川芎同用，则能上行头角，治血虚头痛。再入白芍、木香少许，则生肝血以养心血。同诸血药入以薏苡仁、牛膝，则下行足膝，而治血不荣筋。同诸血药入以人参、川乌、乌药、薏苡仁之类，则能荣一身之表，以治一身筋寒湿毒。佐黄芪、人参，皆能补血。佐牵牛、大黄，皆能破血。从桂附则热，从硝黄则寒。入和血药则血和，入敛血药则血敛，入凉血药则血凉，入行血药则血行，入败血药则血败，入生血药则血生，各有所归也，故名当归。”

11.山茱萸

始载于《神农本草经》。为山茱萸科落叶小乔木山茱萸的果实，经加工除去果核后的干燥果肉。

［别名］山芋肉、杭芋肉、萸肉、枣皮、山萸。

［产地］主产于浙江、河南、安徽、陕西等地。

［性味］酸，微温。

［归经］归肝、肾经。

［功能］补益肝肾，收敛固涩。

［应用］用于肝肾不足的肝癌，症见腰膝酸软，头晕目眩，耳鸣等，常与熟地黄、枸杞子、杜仲等配合应用。

用于肾气不足，膀胱气化失司的膀胱肿瘤，出现小便频数，或小便失禁，下元虚冷等，常与五味子、覆盆子、桑螵蛸、补骨脂、益智仁、淫羊藿等配合应用。

对肿瘤放疗、化疗后出现真气虚弱，体虚多汗，头晕目眩等症，常与五味子、黄芪、麦冬、桑寄生、桑仁、白术、天麻等配伍应用。

［用量］内服 5～10g。

［文献摘要］

《名医别录》："寒热疝瘕……安五脏，通九窍，止小便利，久服明目，强力。"

《日华子本草》："暖腰膝，助水脏……破癥结。"

《本草备要》："辛温酸涩，补肾温肝，固精秘气，强阴助阳，安五脏，通九窍，暖腰膝，缩小便。治风寒湿痹，鼻塞目黄，耳鸣耳聋。"

《药鉴》："气平，微温，味酸涩，无毒。入足厥阴、少阴经药也。温胆补肾，而兴阳道。固精暖腰，而助水脏。"

12. 女贞子

始载于《神农本草经》。为木犀科常绿灌木或小乔木女贞的干燥成熟果实。

［别名］冬青子。

［产地］主产于华东、中南以及西南等地区。

［性味］甘、苦，凉。

［归经］归肝、肾经。

［功能］补益肝肾，清热明目。

［应用］用于肝肾两亏、阴血不足的各种中晚期肿瘤，症见头晕眼花，耳鸣，腰膝酸软，心烦失眠等，常与墨旱莲、枸杞子、熟地黄、天麻、黄芪等配合应用。

用于阴虚火旺的肝癌，出现头晕目眩，面红易怒，胁下胀闷等，常与龟甲、鳖甲、牡蛎、制白芍等配合应用。

用于肿瘤放疗、化疗后，阴液损伤，出现体虚乏力，津少口渴，白细胞减少等症，常与旱莲草、枸杞子、麦冬、黄芪、沙参、龙眼肉、桑椹、首乌等配合应用。

［用量］内服10～15g。

［文献摘要］

《本草纲目》："强阴，健腰膝，明目。"

《本草正》："养阴气，平阴火……阴疮。"

《本草备要》："甘苦而平。少阴之精，隆冬不凋。益肝肾，安五脏，强腰膝，明耳目，乌髭发，补风虚，除百病。"

《本经逢原》："女贞，少阴之精，但性禀纯阴，味偏寒滑，脾胃虚人服之，往往减食作泻。"

13.木馒头

始载于《神农本草经》。为桑科植物薜荔的干燥花序托。

[别名] 薜荔果、木莲、鬼白、鬼馒头。

[产地] 主产于江苏、四川等地。

[性味] 酸，平。

[功能] 补肾固精，通乳，活血消肿，解毒。

[应用] 用于气血凝滞的宫颈癌、卵巢癌，症见少腹疼痛，带多色黄腥臭，崩漏下血等，常与椿根皮、露蜂房、紫草根等配合应用。

用于瘀血蕴结的膀胱肿瘤，症见小便频数，淋沥涩痛，尿色鲜红或夹有血块，常与知母、黄柏、白茅根、木通等配合应用。

[用量] 内服5～15g。

[文献摘要]

《本草拾遗》："破血。"

《本草纲目》："消肿，解毒，止血。"

《本经逢原》："治一切风癣恶疮，为利水活血通乳要药。"

14.五味子

始载于《神农本草经》。为木兰科多年生落叶木质藤本植物五味子（北五味子）或华中五味子（南五味子）的成熟干燥果实。

[别名] 辽五味、北五味、南五味。

[产地] 主产于辽宁、吉林、黑龙江等省。南五味子主产于湖北、陕西、河南、云南、山西等地。

[性味] 酸，温。

[归经] 归心、肝、肾经。

[功能] 敛肺滋肾，生津敛汗，涩精止泻，宁心安神。

[应用] 用于肺肾两亏的中晚期肺癌，症见久咳，虚喘，动则喘甚等，常与党参、麦冬、紫菀等配合应用。

用于肿瘤放疗、化疗后，邪热伤阴，症见津少口渴，体虚多汗等，常与花粉、生地黄、沙参、知母、石斛、人参等配合应用。

[用量] 内服 2 ~ 6g。

[文献摘要]

《神农本草经》："主益气，咳逆上气，劳伤羸瘦，补不足，强阴。"

《日华子本草》："痃癖奔豚冷气，消水肿，反胃，心腹气胀，止渴，除烦热。"

《本草通玄》："治热伤元气，肢体倦怠，气短懒言，口干作渴，汗出不止。"

《药鉴》："气温，味酸，无毒，气薄味厚，降也，阴也。肺肾二经药也。主滋肾水，收肺气。除烦止渴生津，补虚益气强阴。霍乱泻利可止，水肿腹胀能消。"

15.白芍

始载于《神农本草经》。为毛茛科多年生草本植物芍药的干燥根。

[产地] 主产于浙江、安徽、四川等地。

[性味] 苦、酸，微寒。

[归经] 归肝、脾经。

[功能] 养血敛阴，柔肝止痛，平抑肝阳。

[应用] 用于肝阴亏损的肝癌，症见肝区疼痛，头晕目眩等，常与墨旱莲、生地黄、麦冬、枸杞子、醋延胡索、川楝子等配合应用。

用于肝气犯胃的胃肠道肿瘤，症见腹中挛急疼痛，常与甘草、枳壳、木香、砂仁、良姜等配合应用。

[用量] 内服5～10g。

[文献摘要]

《神农本草经》："主邪气腹痛，除血痹，破坚积……止痛。"

《名医别录》："通顺血脉，缓中，散恶血，逐贼血。"

《药性论》："血气积聚，通宣脏腑……消瘀血。"

《本草备要》："苦酸微寒，入肝脾血分，为手、足太阴行经药。泻肝火，安脾肺，固腠理，和血脉，收阴气，敛逆气，散恶血，利小便，缓中止痛，益气除烦，敛汗安胎，补劳退热。治泻痢后重，脾虚腹痛，心痞胁痛，肺胀喘噫，痈肿疝瘕。其收降之体，又能入血海，而至厥阴。治鼻衄目涩，肝血不足，妇人胎产，及一切血病。"

《药鉴》："气微寒，味酸苦，气薄味厚……可升可降，阴也。入手足太阴二经。生用则降，酒浸可升。其用有赤白之异，赤者泻热，白者补虚。赤者能泻肝家火，故暴赤眼洗与服同。"

16.冬虫夏草

始载于《本草纲目拾遗》。为麦角菌科冬虫夏草菌，寄生在鳞翅目蝙蝠蛾科昆虫绿蝙蝠蛾的幼虫体内萌发于头部的子座及其寄生的干燥复合体。

[别名] 虫草、冬虫草。

[产地] 主产于四川、云南、青海、西藏等地。

[性味] 甘，温。

[归经] 归肾、肺经。

[功能] 益肾补肺，止血化痰。

[应用] 用于肺气不足、脾肾两虚的中晚期肺癌、纵隔肿瘤，症见咳嗽，胸闷气短，动则气促，腰膝酸软等，常与黄芪、海蛤壳、赤灵芝、胡桃肉等配合应用；对肺癌出现久咳虚

喘，咯血，胸痛等，常与仙鹤草、麦冬、山海螺、橘红、象贝等配合应用。

［用量］内服5～10g。

［文献摘要］

《本草从新》："保肺益肾，止血化痰，已劳嗽。"

《本草纲目拾遗》："治膈症……治蛊胀。"

17.柏子仁

始载于《神农本草经》。为柏科植物常绿乔木侧柏的干燥成熟种仁。

［产地］主产于山东、山西、河北、辽宁等地。

［性味］甘，平。

［归经］归心、肾、大肠经。

［功能］养心安神，润肠通便。

［应用］用于阴血亏虚的各种中晚期肿瘤，症见形体消瘦，惊悸怔忡，失眠多梦，大便燥结等，常与当归、党参、茯苓、首乌、酸枣仁等配合应用。

［用量］内服10～18g。

［文献摘要］

《神农本草经》："主惊悸，安五脏，益气。"

《本草纲目》："养心气，润肾燥，益智宁神。"

《本草备要》："辛甘而润，其气清香，能透心肾而悦脾。养心气，润肾燥，助脾滋肝，益智宁神，聪耳明目，益血止汗，除风湿，愈惊痫，泽皮肤，辟鬼魅。"

《本经逢原》："性平而补，味甘而辛。其气清香，能通心肾，益脾胃，宜乎滋养之剂用之。"

18.补骨脂

始载于《开宝本草》。为豆科一年生草本植物补骨脂的成熟干燥种子。

［别名］怀故子、破故子、黑故子、破故纸。

[产地] 主产于河南、四川、安徽、陕西等地。

[性味] 苦、辛，大温。

[归经] 归肾、脾经。

[功能] 补肾壮阳，固精缩尿，温脾止泻。

[应用] 用于脾肾阳虚、痰湿凝滞的结肠、直肠癌，症见胸膈痞塞，腹胀不舒，呕吐痰涎等，常与白蔻仁、吴茱萸、罗勒、厚朴等配合应用。

用于肾阳虚衰，寒凝气滞的骨肿瘤、肿瘤肾转移，症见下元虚冷，腰膝酸软，小便频数等，常与淫羊藿、荜芨、杜仲、山萸肉等配合应用。

[用量] 内服5～10g。

[文献摘要]

《药性论》："逐诸冷痹顽，止小便利，腹中冷。"

《开宝本草》："主五劳七伤，风虚冷，骨髓伤败。"

《本草备要》："辛苦大温。入心包、命门。补相火以通君火，暖丹田，壮元阳，缩小便……治五劳七伤，腰膝冷痛，肾冷精流，肾虚泄泻。"

《本经逢原》："补骨脂属火，收敛神明，能使心包之火与命门之火相通，使元阳坚固，骨髓充实，涩以固脱也。胡桃属水，润燥养血，血属阴，恶燥，故油以润之，佐补骨脂有水火相生之妙。故《局方》青娥丸用之。"

19.沙苑子

始载于《图经本草》。为豆科多年生草本植物扁茎黄芪和华黄芪的成熟干燥种子。

[别名] 潼蒺藜、沙苑蒺藜。

[产地] 主产于陕西、河北、山西、山东、内蒙古、甘肃、辽宁等地。

[性味] 甘，温。

[归经] 归肝、肾经。

　　[功能]补肾固精，养肝明目。

　　[应用]用于肾气不足、寒凝血瘀的骶尾部脊索瘤、骨肉瘤等，症见腰骶部骨节疼痛，酸楚，步履艰难，精神萎靡，小便淋沥等，常与补骨脂、牛膝、丹参、桃仁等配合应用。

　　用于各种中晚期肿瘤肝肾不足，出现腰酸腰痛，头晕乏力，眼目昏花等，常与菟丝子、杜仲、续断、鹿含草、骨碎补、狗脊等配合应用。

　　[用量]内服10～20g。

　　[文献摘要]

　　《本草衍义》："补肾。"

　　《本草纲目》："补肾，治腰痛……虚损劳乏。"

　　《医林纂要》："坚肾水，泻邪湿，去癥瘕。"

　　《本草备要》："苦温补肾，辛温泻肺气而散肝风，益精明目。治虚劳腰痛，遗精带下，咳逆肺痿，乳闭癥瘕，痔漏阴赜，肾、肝、肺三经之病。"

20.骨碎补

　　始载于《开宝本草》。为水龙骨科多年生附生蕨类植物槲蕨及中华槲蕨的新鲜或干燥根茎。

　　[别名]猴姜、申姜、毛姜。

　　[产地]主产于中南、西南等地。

　　[性味]苦，温。

　　[归经]归肝、肾经。

　　[功能]补肾，活血，止血，续伤。

　　[应用]用于肾阳虚衰、气血瘀滞的骨肉瘤或肿瘤骨转移，症见腰膝冷痛，两足痿弱，肢体麻木等，常与桂枝、杜仲、益智仁、补骨脂、当归、三棱、莪术等配合应用。

　　[用量]内服10～20g。

　　[文献摘要]

　　《药性论》："主骨中毒气，风血疼痛。"

《日华子本草》："治恶疮，蚀烂肉。"

《开宝本草》："主破血，止血。"

《本草正》："疗骨中邪毒……两足痿弱疼痛。"

《本草备要》："苦温补肾，故治耳鸣，及肾虚久泻。肾主骨，故治折伤，牙痛。又入厥阴，能破血止血。"

《本经逢原》："苦温无毒。蜜水焙用。骨碎补，足少阴药也。骨伤碎者能疗之，故名。主骨中毒气，风气，耳鸣，牙疼骨痛，破血止血，折伤接骨。又治肾虚久泻。"

21. 益智仁

始载于《开宝本草》。为姜科山姜属多年生草本植物益智近成熟的干燥蒴果。

［别名］益智。

［产地］主产于广东、广西等地。

［性味］辛，温。

［归经］归脾、肾经。

［功能］温脾开胃摄唾，暖肾固精缩尿。

［应用］用于脾肾阳虚、湿浊凝聚的中晚期结肠、直肠癌，症见胸闷不适，纳差，腹部胀满冷痛，大便溏泻等，常与党参、白术、山药、紫参、地榆、香附等配合应用。

［用量］内服3~6g。

［文献摘要］

《医学启源》："治脾胃中寒邪，和中益气。"

《本草纲目》："治冷气腹痛。"

《本草备要》："辛热，本脾药，兼入心、肾。主君相二火，补心气、命门、三焦之不足。能涩精固气，又能开发郁结，使气宣通，温中进食，摄涎唾，缩小便。治呕吐泄泻，客寒犯胃，冷气腹痛，崩带泄精。"

《本经逢原》："益智行阳退阴，三焦命门气弱者宜之。脾主智，此物能益脾胃，理元气，补肾虚滑精，胃虚多唾，女人崩漏。治心气不足，梦泄，夜多小便，及冷气腹痛，于土中益火也。"

22.桑寄生

始载于《神农本草经》。为桑寄生科常绿小灌木槲寄生或桑寄生的带叶茎枝。

[产地] 主产于河北、河南等地。

[性味] 苦，平。

[归经] 归肝、肾经。

[功能] 祛风湿，补肝肾，强筋骨，安胎。

[应用] 用于肝肾不足、瘀血凝滞的肾癌、骨肿瘤或骶尾部脊索瘤等，症见腰膝酸痛麻木，行走不便，筋骨无力，排尿不畅等，常与补骨脂、杜仲、牛膝、山萸肉等配合应用。

对晚期癌肿，肿瘤骨转移出现骨节疼痛，腰膝酸软等，常与乳香、没药、当归、寻骨风、鹿角霜、川牛膝等配合应用。

[用量] 内服10～20g。

[文献摘要]

《神农本草经》："主腰痛，小儿背强，痈肿。"

《日华子本草》："助筋骨，益血脉。"

《滇南本草》："治筋骨疼痛，走筋络。"

《本草备要》："苦坚肾，助筋骨而固齿，长发。甘益血，止崩漏而下乳，安胎。外科散疮疡，追风湿。"

《本经逢原》："寄生得桑之余气而生，性专祛风、逐湿、通调血脉。"

23.十大功劳叶

始载于《植物名实图考》。为小檗科常绿灌木植物阔叶十大功劳和狭叶十大功劳的叶。

[别名] 功劳叶。

[产地] 主产于江南各省。

[性味] 苦，寒。

[功能] 清肝明目，清热补虚，止咳化痰。

[应用] 用于肺燥的肺癌，症见肺虚久咳，痰中带血等，常与麦冬、五味子、沙参、橘红、桑白皮等配合应用。

用于肝阴不足的肝癌，症见肝区隐痛，口干津少，舌质红绛等，常与花粉、生地黄、石斛、白薇、银柴胡、炙鳖甲、炙龟甲等配合应用。

[用量] 内服6～10g。

[文献摘要]

《本草再新》："治虚劳咳嗽。"

《陆川本草》："泻火退热。治温病发热，心烦，下利，赤眼。"

《全国中草药汇编》："苦，寒。叶：滋阴清热。根、茎：清热解毒。"

24. 天门冬

始载于《神农本草经》。为百合科攀援状多年生草本植物天门冬的干燥块根。

[别名] 天冬、明天冬。

[产地] 主产于贵州、四川、云南、广西、湖北、湖南、浙江等地。

[性味] 甘、苦，大寒。

[归经] 归肺、肾经。

[功能] 清肺降火，滋阴润燥。

[应用] 用于阴虚内热的肺癌，症见燥咳，咳痰不畅或咯血等，常与银柴胡、白薇、北沙参、麦冬、公英等配合应用。

用于邪火炽盛的鼻咽癌或鼻咽癌化疗、放疗后，舌质红绛，津少口渴等，常与花粉、地骨皮、玄参、石斛、甘草等配合应用。

[用量] 内服6～15g。

［文献摘要］

《药性论》："治虚劳绝伤……心腹积聚，恶疮，痈疽肿癫。"

《本草备要》："甘苦大寒，入手太阴气分，清金降火，益水之上源。下通足少阴肾。滋肾润燥，止渴消痰，泽肌肤，利二便。"

《药鉴》："气寒，味苦甘，气薄味厚，升也，阴也，无毒。入手太阴足少阴之剂也。疗风淫湿痹，补虚损劳伤。且强骨髓，润五脏，悦颜色，养肌肤。解渴除烦，消痰住嗽，保肺气不被热扰，通肾气能除热淋。止血溢妄行，润粪燥闭结。"

25.木瓜

始载于《名医别录》。为蔷薇科植物灌木贴梗木瓜和榠楂（又名木李）的干燥成熟果实。

［别名］宣木瓜。

［产地］主产于安徽、浙江、湖北、四川等地。

［性味］酸，温。

［归经］归肝、脾经。

［功能］舒筋活络，化湿和胃。

［应用］用于湿滞经络的骨肿瘤或肿瘤骨转移，症见腰膝酸痛麻木，行走不便等，常与土元、地龙、补骨脂、羌活、桑寄生等配合应用。

用于湿困脾胃的消化道肿瘤，症见胸脘痞闷，腹痛吐泻，呕恶痰涎等，常与姜半夏、陈皮、吴茱萸、竹茹、佛手等配合应用。

［用量］内服6～12g。

［文献摘要］

《名医别录》："主湿痹邪气……转筋不止。"

《本草拾遗》："下冷气，强筋骨……止呕逆，心膈痰唾。"

《本草备要》："酸涩而温，入脾肺血分。敛肺和胃，理脾伐肝，化食止渴，气脱能收，气滞能和，调营卫，利筋骨，去湿热，消水胀。"

《本经逢原》："木瓜酸收下降，所主霍乱转筋吐利脚气，皆取收摄脾胃之湿热，非肝病也。转筋虽属风木行脾，实由湿热或寒湿之邪袭伤脾胃所致，用此理脾而伐肝也。"

26.五加皮

始载于《神农本草经》。为五加科落叶小灌木细柱五加及其同属的根皮。

［别名］南五加皮。

［产地］主产于湖北、河南、安徽等地。

［性味］辛、苦，温。

［归经］归肝、肾经。

［功能］祛风湿，强筋骨。

［应用］用于湿浊凝聚、经络痞塞的骨肉瘤或肿瘤骨转移等，症见筋骨疼痛，步行艰难，腰膝酸痛等，常与菝葜、野葡萄藤、九节茶、地龙、僵蚕、土元等配合应用。

［用量］内服5~10g。

［文献摘要］

《神农本草经》："疽疮阴蚀。"

《药性论》："能破逐恶风血……主多年瘀血在皮肌。"

《本草备要》："辛顺气而化痰，苦坚骨而益精，温祛风而胜湿。逐肌肤之瘀血，疗筋骨之拘挛。治五缓虚羸，阴痿囊湿，女子阴痒，小儿脚弱，明目愈疮。"

《本经逢原》："为风湿痿痹，壮筋骨，助阳气之要药。"

27.牛膝

始载于《神农本草经》。为苋科多年生草本植物牛膝（怀牛膝及川牛膝）的干燥根。

［别名］怀牛膝、川牛膝。

[产地]怀牛膝主产于河南，川牛膝主产于四川、贵州、云南等地。

[性味]苦、酸，平。

[归经]归肝、肾经。

[功能]活血祛瘀，补肝肾，强筋骨，利尿通淋，引血下行。

[应用]用于瘀血凝滞的骨肉瘤或肿瘤骨转移，症见筋骨疼痛，腰膝酸痛麻木等，常与寻骨风、木瓜、桑寄生、川断、杜仲、鸡血藤等配合应用。

用于气滞血瘀的宫颈癌、卵巢癌及盆腔肿瘤等，症见腹块坚硬，疼痛如刺，经行不畅或经血色黑有块等，常与三棱、莪术、当归、白花蛇舌草、墓头回等配合应用。

[用量]内服6～15g。

[文献摘要]

《药性论》："逐恶血流结。"

《日华子本草》："破癥结……心腹痛。"

《本草备要》："散恶血，破癥结，治心腹诸痛，淋痛尿血，经闭难产，喉痹齿痛，痈疽恶疮。"

《雷公炮制药性解》："味苦酸，性平，无毒，入肾经。补精气，利腰膝，填骨髓，除脑痛，祛寒湿，破血结，通月经，堕胎孕，理膀胱气化迟难，阴中作痛欲死。"

28.乌梅

始载于《神农本草经》。为蔷薇科植物落叶小乔木梅的近成熟果实，经烟火熏烤干燥而成。

[别名]酸梅。

[产地]主产于四川、浙江、福建、广东等地。

[性味]酸，平。

[归经]归肝、脾、肺、大肠经。

[功能] 敛肺，涩肠，生津，安蛔。

[应用] 用于脾虚湿聚的结肠、直肠癌，症见久泻不止，便痢脓血，腹部胀满疼痛，纳差等，常与凤尾草、白花蛇舌草、半枝莲、半边莲、败酱草、白头翁、地榆、苦参等配合应用。

用于胃阴耗伤的食道癌、胃癌，症见吞咽梗阻，食入作吐，胸脘嘈杂，津少口渴等，常与花粉、沙参、陈皮、石见穿、石打穿、白薇、石斛等配合应用。

[用量] 内服3～10g。

[文献摘要]

《神农本草经》："去青黑痣，蚀恶肉。"

《本草纲目》"反胃噎膈……消肿，涌痰。"

《圣济总录》："治便痢脓血。"

《本草正》："消痈疽肿毒……恶疮。"

《本草备要》："酸涩而温。脾、肺血分之果。敛肺涩肠，涌痰消肿，清热解毒，生津止渴，醒酒杀虫。治久咳泻痢，瘴疟，霍乱，吐逆反胃，劳热骨蒸。安蛔厥，去黑痣，蚀恶肉。多食损齿伤筋。"

29. 石斛

始载于《神农本草经》。为兰科多年生常绿草本植物金钗石斛及同属多种植物的茎。

[别名] 吊兰、蟹爪兰、金斗、边斗。

[产地] 主产于四川、贵州、云南及长江流域各地。

[性味] 甘，微寒。

[归经] 归胃、肾经。

[功能] 养胃生津，滋阴除热。

[应用] 用于热伤阴液的食道癌、胃癌，症见咽干口燥，五心烦热，胃脘嘈杂，舌红少津等，常与知母、玉竹、生地黄等配合应用。

用于肺阴亏损的纵隔肿瘤、肺癌等，症见胸痛气短，咳嗽无痰，或痰中带血，发热口渴等，常与沙参、麦冬、七叶一枝花、石韦等配合应用。

对肿瘤化疗、放疗后津液耗损，咽干口燥，潮热盗汗，舌绛无苔等，常与麦冬、花粉、知母、玉竹等配合应用。

［用量］内服6～15g。

［文献摘要］

《神农本草经》："补五脏虚劳羸瘦，强阴。"

《本草衍义》："治胃中虚热。"

《本草纲目拾遗》："清胃除虚热，生津。"

《本经逢原》："足太阴、少阴脾肾之药。甘可悦脾，故厚肠胃而治伤中。咸能益肾，故益精气而补虚羸，为治胃中虚热之专药。又能坚筋骨，强腰膝，骨痿痹弱，囊湿精少，小便余沥者宜之。"

30.玉竹

始载于《神农本草经》。为百合科黄精属多年生草本植物玉竹的干燥根状茎。

［别名］葳蕤、尾参。

［产地］主产于河南、山东、湖北、江苏、安徽、江西等地。

［性味］甘，平。

［归经］归肺、胃经。

［功能］滋阴润肺，生津养胃。

［应用］用于热伤阴液的肺癌、胃癌，症见咽干口渴，燥咳无痰，舌质红绛等，常与沙参、麦冬、瓜蒌、石斛、银柴胡、公英等配合应用。

［用量］内服10～15g。

［文献摘要］

《神农本草经》："跌筋结肉……去面黑䵟。"

《名医别录》："心腹结气虚热。"

《本草拾遗》："调气血。"

《本草新编》："葳蕤，味甘，气平，无毒。一名玉竹……入心、肾、肺、肝、脾五脏。补中益气，润津除烦。主心腹结气，虚热湿毒。"

《本草备要》："甘平。补中益气，润心肺，悦颜色，除烦渴。治风淫湿毒，目痛眦烂，寒热疟疾，中风暴热，不能动摇，头痛腰痛，茎寒自汗，一切不足之证。"

31.肉苁蓉

始载于《神农本草经》。为列当科多年生寄生草本植物苁蓉的干燥肉质茎。

[别名]淡大云、甜大云、寸云。

[产地]主产于内蒙古、宁夏、甘肃及新疆等地。

[性味]甘、咸，温。

[归经]归肾、大肠经。

[功能]补肾助阳，润肠通便。

[应用]用于寒凝血瘀的骶尾部脊索瘤及肿瘤骨转移等，症见骨节疼痛，腰酸，肢体麻木，小便频数等，常与川牛膝、补骨脂、续断、杜仲、木瓜、穿山甲、鹿角霜等配合应用。

用于脾肾阳虚、阴寒凝滞的宫颈癌、卵巢癌等，症见腰酸肢冷，面色㿠白，倦怠无力等，常与狗脊、党参、赤灵芝、黄芪、当归、莪术等配合应用。

[用量]内服10～20g。

[文献摘要]

《神农本草经》："主五劳七伤，补中……癥瘕。"

《药性论》："益髓，悦颜色……主赤白下。"

《本经逢原》："治妇人癥瘕。"

《本草备要》："甘酸咸温，入肾经血分。补命门相火，滋润五脏，益髓强筋。治五劳七伤，绝阳不兴，绝阴不产，腰膝冷痛，崩带遗精。峻补精血。"

《本草原始》："甘，微温，无毒。主治：五劳七伤，补中，除茎中寒热痛，养五脏，强阴益精气，多子，妇人癥瘕，久服轻身。"

32.麦门冬

始载于《神农本草经》。为百合科沿阶草属多年生长绿草本植物沿阶草的干燥块根。

[别名] 麦冬、寸冬。

[产地] 主产于浙江、四川、湖北等地。

[性味] 甘、微苦，微寒。

[归经] 归肺、心、胃经。

[功能] 润肺养阴，益胃生津，清心除烦。

[应用] 用于阴虚内热的鼻咽癌，症见津少口渴，便秘，舌质红绛等，常与石斛、花粉、玉竹、沙参、白薇等配合应用。

用于肺癌，症见干咳无痰，胸前疼痛，心烦发热等，常与天冬、沙参、瓜蒌皮、丝瓜络、橘红、石韦等配合应用。

[用量] 内服10～15g。

[文献摘要]

《神农本草经》："主心腹结气……羸瘦短气。"

《药性论》："主大水面目肢节浮肿……肺痿吐脓。"

《本经逢原》："甘寒，无毒，去心用，即不烦心……阳中微阴，入心肺肾及足阳明之经，定心热惊烦，疗肺痿吐脓。"

《本草备要》："甘、微苦，寒。清心润肺，强阴益精，泻热除烦，消痰止嗽，行水生津。治呕吐，痿蹶，客热虚劳，脉绝短气，肺痿吐脓，血热妄行，经枯乳闭。明目悦颜。但性寒而泄，气弱胃寒人禁用。"

33.杜仲

始载于《神农本草经》。为杜仲科杜仲属植物落叶乔木杜仲的干燥树皮。

[产地] 主产于四川、陕西、贵州、湖北、湖南、云南、河南等地。

[性味] 甘，温。

[经归] 归肝、肾经。

[功能] 补肝肾，强筋骨，安胎。

[应用] 用于肾气不足、气虚血衰的骨肉瘤，骶尾部脊索瘤，症见腰际酸痛，步行艰难，小便淋沥等，常与淫羊藿、毛姜、山药、川牛膝、山萸肉、石韦等配合应用。

[用量] 内服10~15g。

[文献摘要]

《名医别录》："主脚中酸痛，不欲践地。"

《药性论》："主肾冷臀腰痛。"

《日华子本草》："治肾劳，腰脊挛。"

《药鉴》："气平温，味辛甘，气味俱薄，降也，阴也，无毒。补中强志，益肾添精。"

《本草备要》："甘温能补，微辛能润。色紫入肝经气分。润肝燥，补肝虚。子能令母实，故兼补肾。肝充则筋健，肾充则骨强，能使筋骨相著。"

34.龟甲

始载于《神农本草经》。为龟科水栖爬行动物乌龟的腹板。

[别名] 下甲、败龟板。

[产地] 主产于湖北、湖南、安徽、江苏、浙江等地。

[性味] 甘、咸，寒。

[归经] 归心、肝、肾经。

[功能] 滋阴潜阳，益肾健骨，养血补心。

[应用] 用于肝肾不足、阴虚火旺的肝癌、肺癌等，症见胁下刺痛，发热烦渴，头晕目眩等，常与地黄、山茱萸、醋延

胡索、知母、玄参、牡蛎、鳖甲等配合应用。

用于肾癌、骨肿瘤，症见腰膝酸软，乏力，疼痛等，常与牛膝、杜仲、木瓜、补骨脂、桑寄生等配合应用。

用于鼻咽癌放疗、化疗后，出现津少口渴，舌质红绛等，常与玉竹、石斛、生地黄、麦冬、沙参等配合应用。

［用量］内服 10～30g。

［文献摘要］

《神农本草经》："漏下赤白，破癥瘕，疟疾，五痔，阴蚀，湿痹，四肢重弱，小儿囟不合。"

《名医别录》："心腹痛，不可久立，骨中寒热。"

《本草纲目》："治腰膝酸痛，补心肾……消痈肿。"

《雷公炮制药性解》："味咸甘，性平……入心、肝、脾三经。主阴虚不足，骨蒸劳热，癥瘕疟疾，五痔阴蚀，四肢重弱，血麻痹风疾，产前后痢疾，惊恚气心腹痛，伤寒劳复，肌体寒热欲死，小儿囟门不合及头疮，女子赤白漏下及阴痒。逐瘀血，续筋骨，催生益智。自败者更佳。酥炙用。"

《本草备要》："甘平至阴，属金与水。补心益肾，滋阴资智。治阴血不足，劳热骨蒸，腰脚酸痛，久泻久痢，久咳痎疟，癥瘕崩漏，五痔产难，阴虚血弱之证。"

35.核桃仁

始载于《开宝本草》。为胡桃科落叶乔木植物胡桃果实的核仁。

［产地］主产于华北、西北、东北地区。

［性味］甘，温。

［归经］归肾、肺、大肠经。

［功能］补肾，温肺，润肠。

［应用］用于命门火衰、寒凝气滞的食道癌、胃癌等，症见脘腹冷痛，呕恶清水，舌淡胖，脉沉细等，常与山茱萸、何首乌、山药、八月札、石见穿等配合应用。

用于各种肿瘤，症见肾虚腰膝酸痛，两足痿弱等，常与杜仲、鹿含草、补骨脂等配合应用。

用于肿瘤放疗、化疗后出现的津液不足，肠燥便秘等，可用本品于每晚睡前拌少许蜜糖送服。

［用量］内服10~30g。

［文献摘要］

《本草纲目》："补气养血……治腰脚重痛……散肿毒。"

《开宝本草》："治瘰疬。"

《本草求真》："能通郁解结。"

《本草备要》："味甘气热……属水入肾，通命门，利三焦，温肺润肠，补气养血。佐补骨脂，一木一火，大补下焦。"

《本经逢原》："补骨脂属火，能使心包与命门之火相通；胡桃属水，润燥养血，佐补骨脂有水火相生之妙……同补骨脂、杜仲、青盐，名青娥丸，治肾虚腰痛，以其能补肾也。同人参名应梦散，治肺寒喘嗽，以其能敛肺也。同生姜咀嚼亦治寒痰喘嗽。"

36.淫羊藿

始载于《神农本草经》。为小檗科多年生草本植物淫羊藿、箭叶淫羊藿、柔毛淫羊藿、巫山淫羊藿或朝鲜淫羊藿的干燥茎叶。

［别名］羊藿叶、仙灵脾、三枝九叶草。

［产地］主产于四川、陕西、湖南、湖北等省。

［性味］辛、甘，温。

［归经］归肝、肾经。

［功能］补肾壮阳，祛风除湿。

［应用］用于脾胃阳虚的骨肿瘤或肿瘤骨转移，症见腰膝酸软，骨节疼痛，小便频数等，常与补骨脂、胡桃仁、当归、川牛膝、乳香、没药等配合应用。

用于肾阳虚衰的各种晚期癌肿，症见面色㿠白，肢冷，心悸，水肿，腰膝酸软等，常与补骨脂、肉桂、白术、黄芪、赤灵芝、党参等配合应用。

[用量]内服10~15g。

[文献摘要]

《神农本草经》："主阴痿绝伤，茎中痛，利小便，益气力，强志。"

《名医别录》："坚筋骨，消瘰疬，赤痢，下部有疮。"

《日华子本草》："治一切冷风劳气，补腰膝，强心力……筋骨挛急，四肢不任。"

《医学入门》："补肾虚，助阳。治偏风手足不遂，四肢皮肤不仁。"

《本草备要》："辛香甘温。入肝肾，补命门……益精气，坚筋骨，利小便。治绝阳不兴，绝阴不产，冷风劳气，四肢不仁。"

《本草新编》："味辛，气温，无毒……入命门治男子绝阳不兴，治妇人绝阳不产，却老景昏耄，除中年健忘，益肾固筋，增力强志，补命门而又不大热，胜于肉桂之功。"

37.墨旱莲

始载于《新修本草》。为菊科植物鳢肠的干燥地上全草。

[别名]旱莲草、鳢肠。

[产地]全国各地均产。

[性味]甘、酸，寒。

[归经]归肝、肾经。

[功能]滋阴益肾，凉血止血。

[应用]用于肝阴耗损的肝癌，症见发热，心烦，衄血等，常与白茅根、生地黄、小蓟炭、血余炭、生地榆等配合应用。

用于肾阴亏损的肾癌、膀胱肿瘤，症见尿血，排尿不畅等，常与白茅根、知母、黄柏、生地黄、大蓟、小蓟等配合应用。

用于癌肿放疗、化疗后，出现头晕目眩，潮热盗汗，五心烦热，口渴津少，白细胞减少等，常与生地黄、石斛、五味子、天麻、黄芪、知母、麦冬、花粉等合用。

[用量] 内服 10~15g。

[文献摘要]

《新修本草》："主血痢。"

《分类草药性》："止血，补肾，退火，消肿。"

《本草述》："疗溺血及肾虚变为劳淋。"

《圣济总录》："治血淋。"

《本草备要》："甘咸，汁黑。补肾止血，黑发乌髭。苗如旋覆，实似莲房，断之有汁，须臾而黑，熬膏良。"

第七讲　理气导滞类药

1.丁香

始载于《开宝本草》。为桃金娘科植物常绿乔木丁香树的干燥花蕾。

[别名] 公丁香。

[产地] 坦桑尼亚、印度尼西亚、马来西亚等地。

[性味] 辛，温。

[归经] 归脾、胃、肾经。

[功能] 温中降逆，温肾助阳。

[应用] 用于脾虚湿滞、气机不畅的胃癌、食道癌，症见胸脘胀痛，食入梗阻，呕吐，呃逆等，常与姜半夏、陈皮、白术、竹茹、枸橘等合用。

用于脾肾阳虚的结肠、直肠癌，症见脘腹冷痛，胃纳不佳，腹泻等，常与木香、白术、紫参、地榆、补骨脂等配合应用。

[用量]内服2～5g。

[文献摘要]

《药性论》:"冷气腹痛。"

《日华子本草》:"反胃……消瘀癖。"

《本草正》:"温中快气,治上焦呃逆,除胃寒泻痢。"

《本草备要》:"辛温纯阳,泄肺温胃,大能疗肾,壮阳事,暖阴户。治胃冷壅胀,呕哕呃逆,瘀癖奔豚,腹痛口臭。"

《本经逢原》:"辛温,入手太阴、足少阴、阳明经。温胃进食,止呕定泻,虚冷下痢白沫之要药。干霍乱不吐不下及呕逆不止,厥冷脉沉者,并宜服之。胃寒肝虚,呃逆呕哕,在所必用。但渴欲饮水,热哕呃逆,不可误投。"

2.大茴香

始载于《本草品汇精要》。为木兰科常绿小乔木八角茴香树的果实。

[别名]八角茴香。

[产地]产于亚热带地区。

[性味]辛,温。

[归经]归肝、肾、脾、胃经。

[功能]理气止痛,调中和胃。

[应用]用于脾胃虚寒,气机郁结的胃癌及结肠、直肠癌,症见脘腹冷痛,呕吐,食欲减退等,常与吴茱萸、乌药、佛手、良姜、木香、小茴香等配合应用。

[用量]内服3～8g。

[文献摘要]

《品汇精要》:"主一切冷气及诸疝疗痛。"

《本草蒙筌》:"开胃止呕,下食。"

《本草原始》："辛、平，无毒，主治肾劳疝气，小肠吊气挛疼，干湿脚气，膀胱冷气肿痛。开胃止呕下食……为诸痿霍乱捷方，补命门不足要药。理腰痛，疗恶疮。"

3.小茴香

始载于《新修本草》。为伞形科多年生草本植物茴香的干燥成熟果实。

[别名] 茴香子、小茴。

[产地] 全国各地均有栽培。

[性味] 辛，温。

[归经] 归肝、肾、脾、胃经。

[功能] 祛寒止痛，理气和胃。

[应用] 用于寒凝痰聚的消化道肿瘤，症见脘腹冷痛，呕吐，纳呆，泄泻等症，常与木香、砂仁、陈皮、厚朴、良姜等配合应用。

用于脾肾阳虚的结肠、直肠癌，症见腹部冷痛，便溏泄泻等，常与蔻仁、木香、肉桂、赤石脂、补骨脂等配合应用。

[用量] 内服3~8g。

[文献摘要]

《日华子本草》："开胃下食。"

《本草述》："积聚，虚劳腹痛种种诸证。"

4.川楝子

始载于《神农本草经》。为楝科植物落叶乔木川楝树的成熟果实。

[别名] 金铃子、川楝实。

[产地] 主产于四川、云南、贵州、甘肃等地。

[性味] 苦，寒，有小毒。

[归经] 归肝、胃、小肠、膀胱经。

[功能] 行气止痛，杀虫，疗癣。

[应用]用于湿热蕴结的肝、胆、胰等消化系统肿瘤，出现脘腹胁肋胀痛，胸闷，胀气等症，常与柴胡、木香、枳壳、香附、天龙、白薇、白蔹、郁金等配合应用。

[用量]内服 3~10g。

[文献摘要]

《珍珠囊》："主上下部腹痛，心暴痛。"

《本草纲目》："治诸疝。"

《本草求真》："治积聚。"

《本经逢原》："苦寒性降，能导湿热下走渗道。人但知其有治疝之功，而不知其荡热止痛之用。"

《本草备要》："苦寒有小毒，能入肝舒筋，能导小肠、膀胱之热，因引心包相火下行，通利小便，为疝气要药。亦治伤寒热狂，热厥，腹痛心痛。杀三虫，疗疡疥……脾胃虚寒忌之。"

5.乌药

始载于《开宝本草》。为樟科植物常绿灌木乌药的干燥根。

[别名]台乌药。

[产地]主产于浙江、安徽、江西、陕西等地。

[性味]辛，温。

[归经]归肺、脾、肾、膀胱经。

[功能]行气止痛，温肾散寒。

[应用]用于脾胃虚寒、运化无力的消化道肿瘤，症见胸腹胀满，胸痛，气逆等，常与香附、枸橘、厚朴、槟榔、枳壳等配合应用。

[用量]内服 3~10g。

[文献摘要]

《本草拾遗》："主中恶心腹痛，宿食不消。"

《本草通玄》："理七情郁结，气血凝停……痰食稽留。"

《玉楸药解》："破瘀泄满，止痛消胀。"

《本草备要》："辛温香窜，入脾、肺，下通肾经。能疏胸腹邪逆之气。一切病之属气者皆可治。"

《药鉴》："气温，味辛，气厚味轻，入足阳明少阴经药也。诸冷能除，凡气堪顺。止翻胃，缩小便。辟疫瘴时行，解蛊毒卒中。佐香附，能治妇人诸般气证。君平胃，能消男妇诸般食积。用于风药能疏风，用于胀满能降气，用于气阻能发阻，用于腹痛能止痛。又主肾间冷气攻冲，此又为足少阴药也。然此剂无滋益人，不可多服。"

6.白豆蔻

始载于《开宝本草》。为姜科多年生草本植物白豆蔻的近成熟干燥果实。

[别名] 豆蔻、白蔻仁、紫豆蔻。

[产地] 主产于越南、泰国、柬埔寨、印度尼西亚等地。

[性味] 辛，温。

[归经] 归肺、脾、胃经。

[功能] 化湿，行气，温中，止呕。

[应用] 用于脾胃虚寒、痰气凝滞的消化道肿瘤，症见脘腹胀闷疼痛，呃逆呕吐，甚则反食夹有多量黏液等，常与木香、砂仁、苡仁、陈皮、厚朴、吴茱萸等配合应用。

用于肺气阻遏，气滞血瘀的肺癌，症见胸闷不舒，咳痰不爽等，常与半夏、厚朴、杏仁、桔梗、贝母、陈皮等配合应用。

[用量] 内服3～6g。

[文献摘要]

《开宝本草》："主积冷气，止吐逆反胃，消谷下气。"

《本草纲目》："治噎膈。"

《本草备要》："除寒燥湿，化食宽膨。"

《医学启源》："肺金本药，散胸中滞气。"

《本经逢原》:"白豆蔻辛香上升,入脾肺二经,散肺中滞气,治脾虚疟疾,呕吐寒热,能消能磨,流行三焦,营卫一转,诸证自平。古方治胃冷积气,呕逆反胃,消谷下气。宽膈进食,解酒毒,皆相宜也。若火升作呕,蕴热作痛者勿服。"

7.玫瑰花

始载于《本草纲目拾遗》。为蔷薇科植物落叶小灌木玫瑰的干燥花蕾或初开的花朵。

[别名]红玫瑰。

[产地]主产于江苏、浙江、山东、安徽等地。

[性味]甘、微苦,温。

[归经]归肝、脾经。

[功能]行气解郁,和血散瘀。

[应用]用于肝郁气滞的乳房肿瘤,症见乳房肿核,胸闷不舒等,常与橘叶、青皮、王不留行、桔梗、瓜蒌、八月札等配合应用。

用于气滞血瘀的肝癌,症见肝区隐痛,纳差,脘腹胀满等,常与川楝子、郁金、陈皮、白芍等配合应用。

[用量]内服3～6g。

[文献摘要]

《药性考》:"行血破积。"

《本草再新》:"舒肝胆之郁气。"

《本草纲目拾遗》:"治乳痈。"

8.青皮

始载于《本草纲目》。为芸香科常绿小乔木植物橘及其同属多种植物的幼果或未成熟果实的果皮。

[别名]均青皮、个青皮。

[产地]主产于广东、浙江、福建、江西、湖南、广西、四川、台湾等地。

［性味］苦、辛，温。

［归经］归肝、胆、胃经。

［功能］疏肝破气，散结消滞。

［应用］用于肝气郁滞的乳腺癌，症见乳房肿块坚硬，日久不散，胸胁胀痛等，常与柴胡、郁金、枳壳、陈皮、瓜蒌、王不留行等配合应用。

［用量］内服3～10g。

［文献摘要］

《本草图经》："主气滞，下食，破积结及膈气。"

《医学启源》："破坚癖，散滞气……去左胁有积有气。"

《本草纲目》："治胸膈气逆，胁痛……消乳肿。"

《本草备要》："辛苦而温，色青气烈。入肝胆气分。疏肝泻肺，破滞削坚，除痰消痞。治肝气郁结，胁痛多怒，久疟，结癖，疝痛，乳肿。"

9.郁金

始载于《新修本草》。为姜科多年生草本姜黄属四种植物川郁金或姜黄或莪术或毛莪术的块根经蒸煮后干燥而成。

［别名］玉金、玉京。

［产地］主产于四川、浙江等地。

［性味］辛、苦，寒。

［归经］归心、肝、胆经。

［功能］活血止痛，行气解郁，凉血清心，利胆退黄。

［应用］用于气滞血瘀的消化道肿瘤，症见胸胁脘腹痞块，疼痛等，常与陈皮、石见穿、八月札、三七、延胡索等配合应用。

［用量］内服6～12g。

［文献摘要］

《药性论》："宿血气心痛，冷气积聚。"

《新修本草》："主血积……破恶血。"

《本草纲目》："治血气心腹痛。"

《本经逢原》："郁金辛香不烈，先升后降，入心及包络。治吐血、衄血、唾血血腥，破恶血。"

《本草新编》："味苦，气寒，纯阴，无毒。入心、肺、肝三经。血家要药，又能开郁通滞气，故治郁需之，然而，终不可轻用也。因其气味寒凉，有损胃中生气。"

10. 吴茱萸

始载于《神农本草经》。为芸香科植物灌木或小乔木吴茱萸及其变种的未成熟干燥果实。

[产地] 主产于贵州、四川、陕西、广西、云南等地。

[性味] 辛、苦，热。

[归经] 归肝、脾、胃经。

[功能] 散寒止痛，疏肝下气，燥湿。

[应用] 用于脾胃虚寒、痰湿内阻的胃肠道肿瘤，症见胃脘疼痛、胸腹胀满，大便溏泄，呕吐吞酸等，常与陈皮、枳壳、姜半夏、白扁豆、木香等配合应用。

[用量] 内服 1.5 ~ 5g。

[文献摘要]

《神农本草经》："主温中下气，止痛。"

《药性论》："主心腹疾，积冷、心下结气……胃中冷气，吐泻腹痛。"

《名医别录》："去痰冷，腹内绞痛……中恶，心腹痛，逆气。"

《本经逢原》："气味俱厚，阳中之阴，其性好上者以其辛也。又善降逆气者以味厚也。辛散燥热，而燥入肝行脾。"

《药鉴》："气热，味苦辛，气味俱浓，可升可降，阳也。主咽喉寒气呃塞而不通。胸中冷气闭塞而不利，脾胃停冷腹痛而不住，心气刺痛苦闷而不仁。开腠理，消疝气，止呕逆，除霍乱。又能顺折肝木之性，治吞吐酸水如神。厥阴头痛，引经必用……乃驱阴之捷方，回阳之妙药也。"

11.枳壳

始载于《开宝本草》。为芸香科小乔木植物酸橙或香橼和枳接近成熟的果实。

[产地] 主产于四川、江西、福建、浙江、江苏等省。

[性味] 苦，微寒。

[归经] 归脾、胃经。

[功能] 宽中除胀，化痰除痞。

[应用] 用于气滞，痰气凝结，阻遏胸膈的消化道肿瘤，症见胸腹痞满，嗳气，疼痛等，常与青皮、木香、八月札、枸橘、白术等合用。

[用量] 内服3~10g。

[文献摘要]

《药性论》："心腹结气，两胁胀虚，关膈壅塞。"

《日华子本草》："健脾，开胃，调五脏，下气，止呕逆，消痰。治反胃……破癥结痃癖、五膈气。"

《开宝本草》："散留结，胸膈痰滞，逐水，消胀满。"

《药鉴》："气寒，味苦酸，无毒，气厚味薄，沉也，阴也。消心下痞塞之痰，泄腹中滞寒之气，推胃中隔宿之食，消腹中连年之积。"

12.枸橘

始载于《本草纲目》。为芸香科常绿灌木或小乔木枸橘的果实。

[别名] 臭橘、枸橘李。

[产地] 主产于河北、江西、江苏、安徽等省。

[性味] 辛，苦，温。

[归经] 归肝、胃经。

[功能] 破气散结，疏肝行滞。

[应用] 用于气滞气郁、痰气交阻的乳房结核，症见胸胁

胀闷，胃纳不佳，乳房肿块坚硬等，常与青皮、橘叶、郁金、八月札等配合应用。

用于血瘀内阻的消化道肿瘤，症见胸腹痞满，胃脘疼痛，食入作吐，嗳气吞酸等，常与旋覆花、代赭石、姜半夏、竹茹、石打穿等配合应用。

［用量］内服 3 ~ 10g。

［文献摘要］

《本经逢原》：“破气散热……治胃脘结痛。”

13.厚朴

始载于《神农本草经》。为木兰科植物落叶乔木厚朴或凹叶厚朴的干燥枝皮、干皮、根皮。

［别名］紫朴、紫油朴、川朴、温朴。

［产地］主产于四川、湖北、湖南、浙江等地。

［性味］苦、辛，温。

［归经］归脾、胃、肺、大肠经。

［功能］行气，燥湿，消积，平喘。

［应用］用于脾胃虚寒、痰凝气滞的胃肠道肿瘤，症见胸脘胀闷，腹部疼痛，肠鸣便溏，纳呆或呕吐痰涎等，常与枳壳、陈皮、白术、茯苓、枸橘等配合应用。

用于腹腔肿瘤因肿块压迫出现腹部胀满，胀气等，常与枳实、大腹皮、莱菔子、木香等配合应用。

［用量］内服 3 ~ 10g。

［文献摘要］

《名医别录》：“消痰下气……腹痛胀满，胃中冷逆，胸中呕逆不止。”

《药性论》：“主疗积年冷气，腹内雷鸣，虚吼、宿食不消，除痰饮，去结水，破宿血……止痛。”

《本经逢原》：“苦温，先升后降，为阴中之阳药，故能破血中气滞。”

《药鉴》："治霍乱转筋，止呕逆吐酸。与枳实、大黄同用，则泄实满。与陈皮、苍术同用，则除湿满。同解利药，兼理头痛。同泄利药，能厚肠胃。"

14.香附

始载于《名医别录》。为莎草科多年生草本植物莎草的干燥块茎。

[别名]香附子、莎草根。

[产地]主产于山东、湖南、湖北、浙江、河南、河北等地。

[性味]辛、微苦、微甘，平。

[归经]归肝、三焦经。

[功能]疏肝理气，调经止痛。

[应用]用于气滞气郁的消化道肿瘤，症见腹胀痞满，胸胁疼痛，脘腹胀痛等，常与陈皮、枸橘、木香、川楝子、八月札等配合应用。

用于肠癌出现下腹部胀痛，大便时里急后重等，常与木香、大腹皮、厚朴、枳壳等配合应用。

[用量]内服6～12g。

[文献摘要]

《本草纲目》："利三焦，解六郁，消饮食积聚，痰饮痞满，跗肿，腹胀。"

《滇南本草》："调血中之气，开郁，宽中，消食，止呕吐。"

《本经逢原》："香附之气平而不寒，香而能窜，乃足厥阴肝、手少阳三焦气分主药。兼入冲脉，开郁气，消痰食，散风寒，行血气，止诸痛。"

《药鉴》："气微热，味甘辛，气重味轻，乃血中气药，诸血气方中所必用者也。快气开郁，逐瘀调经。除皮肤瘙痒外邪，止霍乱吐逆内证。"

15.急性子

始载于《救荒本草》。为凤仙花科一年生草本植物凤仙花的干燥成熟种子。

[别名] 凤仙花子、染指甲花子。

[产地] 各地均有栽培。

[性味] 苦，温，有小毒。

[归经] 归肝、脾经。

[功能] 降气行瘀，软骨鲠。

[应用] 用于痰涎壅塞，瘀血凝滞的食道癌、贲门癌等，症见胸前疼痛，食入梗阻或吞咽困难，痰多黏腻等，常与菝葜、黄药子、玫瑰花、九节茶、石见穿等配合应用。

[用量] 内服6~12g。

[文献摘要]

《本草纲目》："积块，噎膈……透骨通窍。"

《本经逢原》："软坚，搜顽痰。"

《本草正义》："治外疡坚块。"

16.姜黄

始载于《新修本草》。为姜科多年生宿根草本植物姜黄的干燥根茎。

[别名] 黄姜。

[产地] 主产于四川、福建、江西、云南、台湾等地。

[性味] 辛、苦，温。

[归经] 归肝、脾经。

[功能] 破血行气，通经止痛。

[应用] 用于气滞气郁、瘀毒内阻的消化道肿瘤，症见胸闷不舒，胃脘疼痛，心下痞满等，常与枳壳、白术、陈皮、川楝子、延胡索等配伍应用。

用于气滞湿阻、瘀血凝滞的肿瘤骨转移，症见肢臂酸痛，麻木，关节不利等，常与牛膝、乳香、没药、羌活等配合应用。

[用量]内服5~10g。

[文献摘要]

《新修本草》："主心腹结积，症忤，下气，破血……消痈肿。"

《本草正》："除心腹气结气胀。"

《本草求真》："破血立通，下气最速，凡一切结气积气，癥瘕瘀血，血闭痈疽，并皆有效。"

《本草备要》："苦辛，色黄，入脾兼入肝经。理血中之气，下气破血，除风消肿，功力烈于郁金，治气胀血积，产后败血攻心，通月经，疗扑损。片子者，能入手臂，治风寒湿痹。"

17.高良姜

始载于《名医别录》。为姜科多年生草本植物高良姜的干燥根茎。

[别名]良姜。

[产地]主产于广东、海南、广西等地。

[性味]辛，热。

[归经]归脾、胃经。

[功能]温中止痛。

[应用]用于脾胃虚寒、瘀血凝滞的食道、胃肿瘤，症见胸脘胀闷，脘腹冷痛，呕吐，呃逆等，常与丁香、刀豆子、乌药、陈皮、半夏等配合应用。

[用量]内服3~10g。

[文献摘要]

《名医别录》："胃中冷逆。"

《日华子本草》："反胃呕食。"

《本草纲目》："健脾胃，宽噎膈，破冷癖。"

《本草新编》："味辛，气大温，纯阳，无毒，入心与膻中、脾、胃四经。健脾开胃，消食下气，除胃间逆冷，止霍乱转筋，定泻痢翻胃，祛腹痛心疼，温中却冷，大有殊功。"

18.柴胡

始载于《神农本草经》。为伞形科多年生草本植物北柴胡和狭叶柴胡或同属数种植物的干燥根。

[别名] 北柴胡：硬柴胡、津柴胡。南柴胡：软柴胡、香柴胡。

[产地] 北柴胡主产于华北、河南等地。南柴胡主产于湖北、四川、安徽等地。

[性味] 苦、辛，微寒。

[归经] 归心包、肝、三焦、胆经。

[功能] 和解退热，疏肝解郁，升举阳气。

[应用] 用于气滞血瘀的肝癌、胆道肿瘤等，症见胸膈满闷，胁下有积，胀痛不适等，常与芍药、香附、枳壳、郁金、蚤休等配合应用。

用于肝气郁滞的乳房肿瘤，症见乳房肿块坚硬不痛，胸胁胀闷，纳差等，常与夏枯草、山慈菇、青皮、瓜蒌等配合应用。

[用量] 内服3～10g。

[文献摘要]

《神农本草经》："主心腹，去肠胃中结气。"

《滇南本草》："行肝经逆结之气，止左胁肝气疼痛。"

《医学启源》："治心下痞，胸膈中痛。"

《本草备要》："苦平微寒，味薄，气升为阳。主阳气下陷，能引清气上行，而平少阳、厥阴之邪热，宣畅气血，散结调经。为足少阳表药，治伤寒邪热，痰热结实，虚劳肌热，呕吐心烦，诸疟寒热，头眩目赤，胸痞胁痛，口苦耳聋，妇人热入血室，胎前产后诸热，小儿痘疹，五疳羸热。散十二经疮疽、血凝气聚，功同连翘。阴虚火炎，气升者禁用。"

19.槟榔

始载于《名医别录》。为棕榈科植物常绿乔木槟榔树的干燥成熟种子。

[产地] 主产于海南、广西、云南、台湾等地。

[性味] 辛、苦，温。

[归经] 归胃、大肠经。

[功能] 杀虫，消积，行气，利水。

[应用] 用于肠胃气滞，气机不疏的食道癌、胃癌、结肠直肠癌等，症见腹胀，腹痛，嗳气，饮食梗阻，大便不畅等，常与八月札、旋覆花、木香、虎杖、重楼、败酱草、白花蛇舌草等配合应用。

[用量] 内服6～15g。

[文献摘要]

《名医别录》："主消谷逐水，除痰癖。"

《药性论》："宣利五脏六腑壅滞，破坚满气……治心痛，风血积聚。"

《日华子本草》："破癥结，下五膈气。"

《雷公炮制药性解》："味辛甘涩，性温，无毒，入胃、大肠二经。主消谷逐水，宣脏利腑，攻坚行滞，除痰癖，杀三虫。"

《药鉴》："气温，味苦辛，无毒，降也，阴也。坠诸药下行，故治里急后重如神，取其坠也，必兼木香用之。"

20.橘皮

始载于《神农本草经》。为芸香科常绿小乔木植物橘及其同属多种植物的成熟果实之果皮。

[别名] 广陈皮、新会皮、陈皮。

[产地] 主产于广东、福建、四川、江苏、浙江等省。

[性味] 辛、苦，温。

[归经] 归脾、肺经。

［功能］理气，调中，燥湿，化痰。

［应用］用于脾胃气滞，痰湿积聚的消化道肿瘤，症见胸腹胀满，疼痛，进食不畅，呃逆，呕吐等，常与枳实、白术、木香、姜半夏等配合应用。

用于痰湿壅滞的肺癌，症见胸膈满闷，咳嗽痰多，四肢沉重等，常与白术、半夏、茯苓、贝母、石韦等配合应用。

［用量］内服3～10g。

［文献摘要］

《神农本草经》："主胸中痰热，逆气，利水谷……下气。"

《日华子本草》："消痰止嗽，破癥瘕痃癖。"

《本草纲目》："疗呕哕反胃嘈杂，时吐清水，痰痞。"

《本草备要》："辛能散，苦能燥、能泻，温能补、能和。同补药则补，泻药则泻，升药则升，降药则降。为脾、肺气分之药。调中快膈，导滞消痰，利水破癥，宣通五脏，统治百病，皆取其理气燥湿之功……多服久服，损人元气。"

21.八月札

始载于《本草拾遗》。为木通科落叶或半常绿缠绕藤木植物木通、三叶木通、白木通的果实。

［产地］主产于江苏、浙江、安徽、陕西等地。

［性味］苦，平。

［归经］归肝、胃经。

［功能］疏肝理气散结。

［应用］用于肝气郁结、气滞血瘀的食道、胃肿瘤，症见吞咽困难，食入作梗，呕吐，嗳气，脘腹胀闷等，常与石见穿、青皮、枸橘、急性子等配合应用。

用于瘀血凝聚日久的肝癌，症见脘腹胀满，胁下隐痛，嗳气等，常与川楝子、陈皮、郁金、合欢皮、香附等配合应用。

此外，还常用于痰火胶结的瘿瘤、瘰疬等症。

［用量］内服 10 ~ 15g。

［文献摘要］

《本草拾遗》："食之令人心宽……下气。"

《食性本草》："主胃口热闭，反胃不下食。"

《全国中草药汇编》："甘，温。疏肝，补肾，止痛……胃痛、疝痛、睾丸肿痛、腰痛、遗精、月经不调、白带、子宫脱垂。"

22.刀豆

始载于《救荒本草》。为豆科一年生缠绕草质藤本植物刀豆的种子。

［产地］主产于江苏、安徽、湖北及四川等地。

［性味］甘，温。

［归经］归胃、肾经。

［功能］降气止呃。

［应用］用于脾胃虚寒，运化失司湿阻中焦的胃癌，症见脘腹胀满，进食不畅，呕吐，呃逆等，常与八月札、陈皮、白术、丁香、佛手等配合应用。

用于中晚期消化道癌肿而见呃逆不止，常与柿蒂、丁香等配合应用。

［用量］内服 10 ~ 15g。

［文献摘要］

《本草纲目》："温中下气，利肠胃，止呃逆，益肾补元。"

《本草备要》："甘平。温中止呃，胜于柿蒂。"

23.山楂

始载于《新修本草》。为蔷薇科落叶灌木或小乔木植物野山楂或山楂的果实。

［产地］主产于河南、江苏、浙江、安徽、湖北、贵州、广东等省。

［性味］酸、甘，微温。

［归经］归脾、胃、肝经。

［功能］消食化积，活血散瘀。

［应用］用于脾胃虚弱，健运失司的消化道肿瘤，症见胸腹胀闷，嗳气吞酸，纳差等，常与莱菔子、麦芽、木香、白术、扁豆等配合应用。

用于气滞血瘀的肝癌，症见肝脾肿大，胁肋疼痛，纳呆等，常与莪术、蚤休、土茯苓、白花蛇舌草、半枝莲、半边莲、九节茶、八月札等配合应用。

［用量］内服10～15g。

［文献摘要］

《日用本草》："化食积，行结气，健胃宽膈，消血痞气块。"

《滇南本草》："消肉积滞，下气；治吞酸，积块。"

《本草纲目》："化饮食，消肉积，癥瘕，痰饮痞满吞酸，滞血痛胀。"

《本经逢原》："入足阳明、太阴、厥阴三经血分。大能克化饮食。"

《本草备要》："酸甘咸温……散瘀化痰，消食磨积。"

24.木香

始载于《神农本草经》。为菊科多年生草本植物云木香的干燥根。

［别名］广木香、云木香。

［产地］主产于云南、四川、北京等地。

［性味］辛、苦，温。

［归经］归脾、胃、大肠、胆经。

［功能］行气，调中，止痛。

［应用］用于气滞日久，结积成核的消化道肿瘤，症见脘腹胀满，胁肋胀痛，纳呆，呕恶，便溏等，常与八月札、佛

手、青皮、枸橘李等配合应用。

用于肝气郁滞的乳房肿瘤，症见肿块坚硬，胸闷不适，月经不调等，常与青皮、月季花、橘叶、郁金、延胡索、川楝子、香附等配合应用。

[用量] 内服 3～10g。

[文献摘要]

《本草经集注》："疗毒肿，消恶气。"

《药性论》："积年冷气，痃癖癥块，胀痛。"

《日华子本草》："治心腹一切气……除痃癖块。"

《本草备要》："辛苦而温。三焦气分之药，能升降诸气，泄肺气，疏肝气，和脾气。治一切气痛，九种心痛，呕逆反胃，霍乱泻痢，后重，癃闭，痰壅气结，痃癖癥块，肿毒蛊毒，冲脉为病，气逆里急……实大肠，消食安胎。"

25. 白屈菜

始载于《救荒本草》。为罂粟科多年生草本植物白屈菜的全草。

[别名] 土黄连、断肠草、雄黄草。

[产地] 主产于东北、华北等地。

[性味] 苦，微寒，有毒。

[功能] 理气止痛，止咳，利水消肿，解疮毒。

[应用] 用于气血凝滞的食道癌、胃癌，症见脘腹疼痛，胀闷等，常与川楝子、青皮、丁香、延胡索、全蝎、蜈蚣等配合应用。

用于湿热蕴结，气滞血瘀的肝、胆肿瘤患者，症见黄疸，腹水，胁下刺痛等，常与茵陈、山栀、郁金、半枝莲、车前子等配合应用。

用于各种中晚期癌肿腹腔转移，出现腹部疼痛，腹水等，常与苡仁、茯苓、大黄、七叶一枝花配合应用。

［用量］内服 3 ~ 6g。

［文献摘要］

《中国药植志》:"治胃肠疼痛……消肿。"

26.合欢

始载于《神农本草经》。为豆科植物落叶乔木合欢的树皮及花。

［别名］马缨花树皮。

［产地］主产于长江流域各省。

［性味］甘,平。

［归经］归心、肝经。

［功能］安神解郁,活血消肿。

［应用］用于气滞血瘀的胃癌、贲门癌,症见脘腹胀痛,心下痞块等,常与木香、玫瑰花、佛手等配合应用。

用于各种癌肿患者出现心神不宁,忧郁失眠之症,常与酸枣仁、柏子仁、远志、夜交藤等配合应用。

［用量］内服 10 ~ 15g。

［文献摘要］

《本草纲目》:"和血,消肿,止痛。"

《分类草药性》:"消瘰疬。"

《本经逢原》:"合欢皮,甘平无毒……合欢属土与水,补阴之功最捷。单用煎汤治肺痈唾浊。合阿胶煎膏治肺痿,吐血皆验。与白蜡同煎熬膏为长肌肉、续筋骨之要药。"